Heidi Schmitt studierte in Heidelberg Germanistik und Musikwissenschaft, steckte Leidenschaft, Schriftgut und Zeit jedoch lieber in wechselnde Kabarettformationen. Sie schrieb für Funk und Vergnügen, bis sie der Höchste, vielleicht aber auch nur eine Werbeagentur, abrief. Fortan war es leichter möglich, Lebensmittel, Taschen und Schuhe zu handelsüblichen Preisen zu erstehen und sogar zu wohnen. Sitzende Computertätigkeit führte direkt zum Laufen, was wiederum direkt zu sitzender Computertätigkeit führte: Seit 2007 gibt es den Blog laufen-mit-frauschmitt.de. Die Autorin läuft, lebt und arbeitet aus Versehen in Frankfurt.

Heidi Schmitt

Jubiläumsbecher in der Busspur

Laufgeschichten aus der Provinz und von Anderswo.

*Bibliografische Information der Deutschen Nationalbibliothek:
Die Deutsche Nationalbibliothek verzeichnet diese Publikation in der Deutschen Nationalbibliografie; detaillierte bibliografische Daten sind im Internet über http://dnb.dnb.de abrufbar.*

Umschlaggestaltung: Nina Seitz
Umschlagfoto: Getty Images Germany, Michael Blann

Herstellung und Verlag: BoD – Books on Demand, Norderstedt
ISBN: 978-3-8482-2252-0

Inhalt

Vorwort.

Romane, Kurzgeschichten, Essays – diese literarischen Gattungen sind jedermann bekannt. Eine entfesselte Randgruppe unter den Freunden aneinander hängender Sätze hat sich jedoch einer weiteren, völlig anderen Form der Erzählung verschrieben: dem Laufbericht. Ich muss zugeben, bis zum Jahr 2004 war mir der Laufbericht vollkommen unbekannt. Doch dann sagte mir jemand, er würde mir für meinen bevorstehenden Marathon nur dann die Daumen drücken, wenn ich hernach einen Laufbericht anfertigte. Ich wusste zwar nicht genau, was das sein sollte, aber ich schrieb auftragsgemäß. Das Ergebnis kann man in diesem Buch finden. Ein Laufkollege nannte es „Die Mutter aller Laufberichte." Der Vater hat sich allerdings scheinbar aus dem Staub gemacht.

Nun ist der Laufbericht formal ziemlich begrenzt – er beginnt mit dem Start, endet mit dem Ziel und dazwischen wird gelaufen. Diesen Rahmen jedoch zu sprengen bringt großen Spaß und bietet sich geradezu an. Denn jeder Lauf ist wie das Leben: Anstrengend, komisch, von seltsamen Leuten durchsetzt und manchmal schlecht riechend.

Seit Jahren erzählen mir Menschen, die mit mir überraschenderweise weder verwandt noch verschwägert sind, dass sie meine ausufernden Lauflebensgeschichten, die sie von laufen-mit-frauschmitt.de kennen, mögen. Und dass sie eben jene gern als Buch lesen würden. Ich habe immer abgewunken.

So lange, bis ich den Grund dafür vergessen habe. Und dann habe ich meine Nase in alte Bilder und Geschichten gesteckt und bin ganz lange nicht mehr aufgetaucht. Vielleicht hätte ich die meist sonntags abends dahin geworfenen Texte für dieses Buch überarbeiten und ausfeilen müssen. Ich fürchte aber, das hätte ihnen einen Teil des Streckengeruchs genommen. „When too perfect, lieber Gott böse“ sagte schon Nam June Paik. Recht hat er. Neben den Laufgeschichten aus Land und Stadt fand ich beim Kramen noch ein paar andere hübsche Wortansammlungen rund ums Laufen, die ich fast vergessen hatte. Manche von ihnen reimen sich sogar. Doll.
Die klassischen Laufberichte aus der Provinz aber sind das Herzstück dieses Buches, so wie sie auch das Herzstück von laufen-mit-frauschmitt.de sind. Ich habe die nach meinem Geschmack hübschesten herausgegriffen, sie chronologisch geordnet und dabei gemerkt, dass sie mit der Zeit immer länger und eigenwilliger geworden sind. Oder werde nur ich immer eigenwilliger? Sei’s drum.

Ich wünsche mir jedenfalls, dass möglichst viele Menschen laufen und lesen, am besten immer im Wechsel, und wenn sie dann noch etwas über das Laufen lesen – am liebsten dieses Buch, und wenn es dann auch noch gefällt, dann bin ich vollends glücklich.

Frau Schmitt (2012)

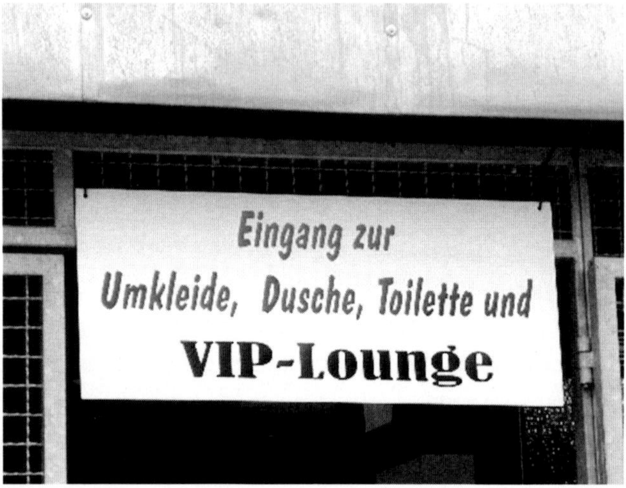
Eingang zur
Umkleide, Dusche, Toilette und
VIP-Lounge

Vom Laufen auf dem Land.

Out of Egelsbach.

Der Koberstädter Waldmarathon (2004).

„Ich lauf dieses Jahr New York." Das klingt cool. Man sagt nicht IN New York, sondern nur: „Ich lauf New York." Oder auch: „Was läufst'n Du dieses Jahr?" „Ich lauf Berlin. Vielleicht lauf ich auch Köln."

Aber was sollte ich sagen? „Ich lauf Egelsbach." Das klingt ähnlich cool wie „Ich fahre dieses Jahr mit meinem Stammtisch zum Wandern in den Harz." Aber in einer vermeintlich coolen Welt hat gerade das Uncoole einen großen Reiz.

Also wollte ich „Egelsbach laufen" und habe mich unglaublich darauf gefreut. Kollegen haben gesagt: „Wo gibt's denn in Egelsbach 42 Kilometer?" Man dachte wohl, ich wollte in dem hessischen kleinen Ort die Hauptstraße auf und ab hoppeln. Es sind bedauernswerte Menschen, die den Wald bei Egelsbach nicht kennen. Soviel kann ich jetzt sagen.

Schon der Stadionsprecher am Morgen gibt alles. „Die Luftfeuschtischkeit ist relativ hoch, aber nischt bedrohlisch." Das sind Nachrichten, die man sonntags morgens um 7 Uhr 30 schätzt. Schon rein mental gesehen. „Wir haben auch wieder wundeschöne Klohäusschen aufgestellt, machen sie bitte reischlisch davon Gebrauch." Noch nie bin ich so schön und eindringlich dazu aufgefordert worden, mich zu entleeren. Ich tat es. „Liebe Läuwerinnen und Läuwe, es gibt Pepsi an der Stregge und lecke Wasse, Bananen,

Isogedränge und auch Pepsi – eben alles Möglische, damit sie gut dorsch kommen." Ich mag gar kein Pepsi, aber der Mann gab mir das Gefühl, kastenweise Pepsi sei nur für mich herangeschafft worden. Nein, ich habe keine Samba-Einpeitschmusik vermisst.
Dann geht es los. Tatsächlich: viel „Luftfeuschtischkeit." Aber das finde ich prima. Noch etwas Salz und man könnte ein Soledampfbad machen. Egelsbach hat manchmal so etwas Tropisches.
Es ist wunderbar friedlich. Das kleine Feld von etwa 200 Herrschaften hat sich schnell verteilt. Extremer Männerüberschuss, gravierende Zauselquote. (Zausel = Herr jenseits der 50, unrasiert, das verbliebene Haar im Kopfkissenlook, klein, sehnig, zäh, trägt T-Shirt mit dem Aufdruck „Dumpelheimer Wiesenultramarathon 1982" o.ä. und Schuhe aus dem Nachlass von Spiridon Louis. Zausel riechen oft säuerlich, sind aber rücksichtsvoll, freundlich und gut gelaunt). Ich fühle mich gut aufgehoben.
6er Schnitt war der Plan, den halte ich ein – mal ein bissel drüber, mal etwas drunter, je nach Steigung (Für Nichtvolksläufer: Ein „6er Schnitt" ist nicht etwa eine spezielle Anforderung in der Meisterprüfung von Friseuren, es bedeutet vielmehr eine durchschnittliche Laufzeit von 6 Minuten pro Kilometer). Bei Kilometer 13 muss ich mal. Trotz der Benutzung der „wundeschönen Toilettenwagen". Ich musste noch nie bei einem Marathon. In Egelsbach ist eben alles anders. Und das ist das Schöne am Wald: Dem Blasengefüllten erscheint praktisch die ganze Strecke als eine einzige

Pieselmöglichkeit. Soll ich hinter diesen Holzstapel? Oder hinter dieses zauberhafte Gesträuch mit den knackig grünen Blättchen? Wer schon einmal mit sich gekämpft hat, ob er sich zwischen zwei parkende Autos hocken will, sollte mal im Wald Marathon laufen. Überall ein Klo. Raumduft Sorte Waldesglück.

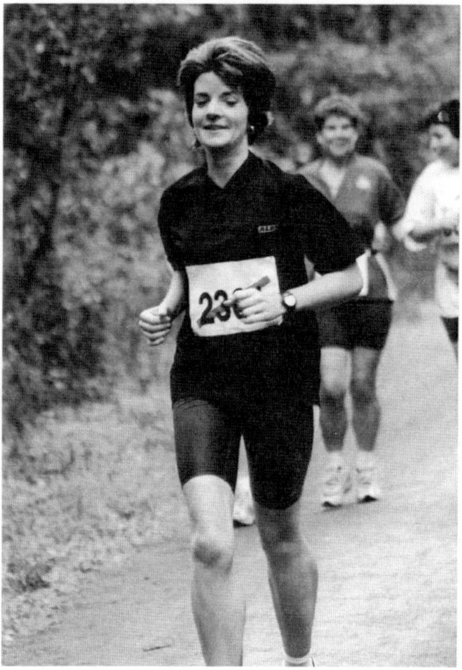

Und wer sich erleichtert hat, läuft gleich viel beschwingter. Doch war ich eben noch eins mit der Natur, so steht jetzt etwas zwischen uns. Läufer. Unglaublich viele Läufer. Das Halbmarathonfeld ist gestartet und vereinzelte, bereits völlig eins mit der Natur gewordene Marathonis laufen in eine Horde aufgehübschter, ausgeschlafener Läufer, die größtenteils technisch besser ausgerüstet sind als die Nasa. Das Bild verändert sich: Statt sehniger Zausel beherrschen breitere Hinterteile die Szenerie. Ich bin am Ende des Halbmarathonfeldes. Die Schuhe werden bunter, die T-Shirts geschmackvoller. Leider ist von Waldgeräuschen nichts mehr zu hören. Die Frauenquote ist hoch, der Gesprächsstoff reichlich. (Das ist nicht politisch korrekt, aber wahr.) Pulsmesser mit Schrittzähler soweit das Ohr reicht. Hüfttaschen mit vier (ich hab sie gezählt) Reißverschlüssen, die alle klappern. Haustürschlüssel in Hosentaschen. Sogar Geld. (Kann man bei Eichhörnchen Nüsse kaufen?) Diese hochmotivierten Halbmarathonläufer sind gerade drei Kilometer gelaufen, aber viele sehen jetzt schon elender aus als Paula Radcliffe nach ihrem Kreislaufkollaps. Irritiert laufe ich Slalom. Solange, bis das Feld wieder etwa mein Tempo hat. Aber es ist nicht mehr dasselbe. Da – schon wieder eine laufende Intensivstation: Piep, Piep, Piep, Piep. Nichts wie weg. Gedacht, aber nicht so einfach getan. Jetzt kommen noch mal die Steigungen. Oder was man nach drei Stunden laufen so dafür hält. Kilometer 31: Puh. Kilometer 33: Öff. Kilometer 37: Jetzt is aber mal gut. Ich kann nichts mehr drauflegen, muss bei meinem 6er Schnitt bleiben.

Ein Rotkreuz-Wagen sorgt für rot-weiße Abwechslung im grünen Forst. Viele Rotkreuz-Mitarbeiter sind richtig dick, denke ich. Ist ja auch kein Wunder. Während ich durch den Wald zischen darf, müssen die in viel zu kleinen Campingstühlchen sitzen und darauf warten, dass irgendwo ein Pulsmesser überhitzt. Nachdem ich die letzte Steigung überstanden habe, bin ich wieder guter Dinge. Die Sonne scheint, wir biegen in den Ort ein. Eine ältere Dame steht im Morgenrock am Tor. Sie ist begeistert. In regelmäßigen Abständen ruft sie: „Suppää!“. Ich liebe Egelsbach.

Dann darf ich in ein kleines, blitzsauber gepflegtes Stadion einlaufen. Tatsächlich: Sie spielen Sambamusik. Der Stadionsprecher sagt: „Liebe Zuschauerinne und Zuschaue, ist des net hällisch?“ Recht hat er. Im Ziel fängt es an zu regnen. So sieht zum Glück niemand, dass sich bei mir ein paar Tränen ankündigen. Sofort trinke ich eine Pepsi. Das bin ich Egelsbach schuldig.

Ich war 4 Stunden, 14 Minuten und 38 Sekunden unterwegs. Mehr war bei der Strecke und Vorbereitung nicht drin. Ich bin zufrieden. Ich habe nichts vermisst, den Zeitdruck schon gar nicht.

Läufer aller Länder, kommt nach Egelsbach.

Von Jesus, Fitnessnüssen und Teekesseln.

Der Feldberglauf im Taunus (2006).

„Jesus ist Sieger." So steht es auf einer Sporttasche in der Mädchenumkleide der International School in Oberursel. Ich finde das langweilig. Ein Volkslauf, bei dem der Gewinner von vorneherein feststeht – wo gibt's denn sowas. Warum geben die da vorne sich denn überhaupt noch so eine Mühe und watzen los, als ging's um was? Um eine Urkunde zum Beispiel, oder gar um ein Zellophan-Gebinde der ortsansässigen Drogerie. Mit hellblauem Frotteewaschlappen und einem Shampoo der Geschmacksrichtung Mango Gurke. Das soll alles dieser Jesus abgreifen? In welcher Altersklasse startet der überhaupt?

Kopfschüttelnd begebe ich mich zum Start. Es sind 10 km zu laufen. Gemessen an den 25 km des letzten Sonntags ist das läppisch. Allerdings sind dabei knapp 600 Höhenmeter zu bewältigen. Gemessen an meinem Trainingszustand ist das furchtbar. Es geht auf den Feldberg. (Auch in diesem Jahr füge ich „Feldberg in Klammern Hessen" hinzu.) Die Strecke ist für mich eine alte Bekannte und auch schnell beschrieben: Es geht bergauf, dann weiter bergauf, dann noch ein Stückchen bergauf, danach eine Winzigkeit bergab, dann wieder bergauf und ganz zum Schluss noch einmal sowas von bergauf.

Wer hier läuft, ist illusionslos. Und hat niemanden, der ihm sonntags morgens Eier mit Speck brät. Anders ist das alles nicht zu erklären. Im Starterfeld entdecke ich eine junge Frau, die ich kenne. Sie war mal mein „Coach“ in einem Fitness-Studio. Ich hatte mich aus Verzweiflung dort angemeldet. Ich konnte nämlich eine Zeitlang verletzungsbedingt nicht laufen und wollte wenigstens irgendetwas tun. Mein Coach wollte sofort einen Fitness-Test auf dem Laufband mit mir machen. Ich sagte: „Ich kann im Moment nicht laufen, deswegen bin ich ja hier.“ Darauf sagte mein Coach: „Jetzt sperr dich doch nicht so. Das muss dir nicht peinlich sein, wenn du nicht so fit bist, wir kriegen das schon hin.“ Ich habe dann die Mitgliedschaft gleich wieder gekündigt. Jetzt steht der Coach hinter mir und das gefällt mir gar nicht. Wahrscheinlich schießt sie gleich mit einem „Das muss dir nicht peinlich sein“ an mir vorbei.

Außer ihr entdecke ich einige weitere bekannte Gesichter wie zum Beispiel den Teekessel. Der Teekessel ist ein Läufer mit einer anatomischen Besonderheit: sein Atem pfeift. Es handelt sich dabei nicht nur um so ein kleines „Pfüt“, oder ein „Hui“. Es ist vielmehr ein lautes, rhythmisch wiederkehrendes „Üüüd“. Es klingt wie ... nun ja, ein Teekessel eben. Dass er damit gut vorwärts kommt, ist bewundernswert. Für die eingekesselten Läufer bedeutet seine Gesellschaft allerdings eine nervliche Herausforderung. Der Teekessel läuft wie immer in einem T-Shirt mit der Aufschrift „Kochs Meerrettich“ und ich weiß Bescheid. Vorsichtshalber lege ich etwas Abstand zwischen uns. Außer ihm sind viele weitere alte Hasen am Start, darunter ein großer Prozentsatz der Fraktion „Never wash a winning shirt". Aber ich werde langsam altersmilde und so stört mich die säuerliche Wolke kaum.

Der Mann mit dem Megaphon am Start trötet etwas von „Schnee...kein...oblem...drumherum...fen". Das klingt sehr vielversprechend. Peng. Wir juckeln los. Auf den ersten hundert Metern habe ich noch Freude an einer ausgiebigen Stilstudie. Wenn es streng bergauf geht, sieht irgendwie niemand richtig gut aus, man schaukelt sich unter heftigem Armeinsatz nach oben. Der Teekessel ist außer Hörweite, der Coach erst einmal hinter mir, ich bin zufrieden. Es ist zwar kalt und windig, aber die Sonne scheint und der Boden ist trocken.
Beste Bedingungen also. Da die Gespräche selbst unter den gefürchtetsten Plapperfischen sofort verstummen, gibt es weiter kaum etwas zu berichten. Bis zu dem ersten Schneefeld, wo man drumherum...fen kann. Das geht nicht so richtig gut, denn drumherum sind glitschige Rinnen oder Wald. So rutschen wir uns durch die kritischen Stellen und abermals leidet unsere Eleganz.

Nach einer Weile höre ich eine Frauenstimme hinter mir und ich bin mir sicher: Jetzt wird es passieren. Gleich wirst du von dieser Fitnessnuss federnden Schrittes überlaufen. Aber die Einzige, die kurz darauf an mir vorbeiläuft, ist eine ältere Dame und die darf das. Schließlich will ich auch einmal eine ältere Dame sein, die an jüngeren Damen vorbeiläuft. Ausgerechnet auf den letzten heftigen 2000 Metern suchen uns noch einmal zwei Schneefelder heim. Hier ist der Schnee in der Mitte allerdings bereits in butterstreuselartigem Zustand. Augenblicklich schwenkt meine Begierde von Eiern mit Speck zu Streuselkuchen.

Jetzt nur noch den letzten Kilometer. Viele Läufer gehen hier bereits. Es ist so steil, dass es mir nicht gelingt, die Läuferin vor mir einzuholen, obwohl sie geht und ich laufe. Oder wie immer man dieses Trippelschrittgeschaukel nennen mag, das mir gerade noch gelingt. Im Ziel bin ich fast ein bisschen enttäuscht. Noch bei km 8 dachte ich, ich könnte 1:10 schaffen – mein Ziel für heute. Es schien mir unvorstellbar, für einen Kilometer 10 Minuten zu brauchen. Doch auf dem Feldberg ist alles möglich. Sogar der Genuss heißen Tees und das Überstreifen einer trockenen, warmen Weste, die man sich per Bus hat nach oben bringen lassen.

Darüber hinaus wollen wir aber den Bus nicht weiter beanspruchen. Wie einige andere machen mein Trainingspartner und ich uns wieder auf den Weg nach unten – zu Fuß, wie sich das für knallharte Läufer gehört, die blöde Fitnesstanten weit hinter sich gelassen haben.

Zum Schluss noch eine Anmerkung: Jesus startete in diesem Jahr für „pacemakers.de“ unter dem Pseudonym Christoph Fuhrbach. Für die anspruchsvolle Strecke brauchte er genau 42 Minuten und 49 Sekunden. Donnerwetter.

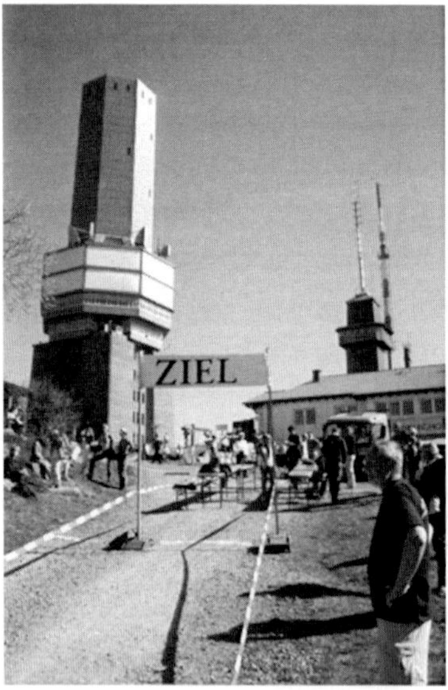

Von schlafenden Bürgermeistern, bedruckten Außerirdischen und Feuerwehrgesang.

Der Halbmarathon in Nidderau-Eichen (2006).

„Liebe Läuferinnen und Läufer, ich hoffe, dass Sie eine mit ohne Probleme verbundene Anreise hier nach Nidderau-Eichen hatten.“ Ich weiß nicht, wie es in anderen Bundesländern ist, aber es steht zu vermuten, dass die Moderationen bei hessischen Volksläufen eine deutschlandweit unerreichte Qualität haben. Wenn man sehr viel Glück hat, spricht sogar ein Bürgermeister ins pfeifende Mikro. Der Nidderauer Bürgermeister schläft allerdings wohl noch. Man kann das ja verstehen. Es ist Sonntagmorgen, 8 Uhr 30.

Dunkle Regenwolken hängen über dem kuchenduftigen Platz vor der Sporthalle. Mein Trainingspartner und ich sind optimistisch. Es wird nicht regnen, wir werden pfeilschnell sein und wir werden bald der Beschallung entkommen. Der Moderator ist ein Segen, verglichen mit dem eingelegten Musiksampler. Es läuft Bonnie Tyler. Und wenn nicht Bonnie Tyler läuft, dann läuft etwas, das klingt wie Bonnie Tyler. Vermutlich ist Bonnie Tyler Ehrenmitglied der Freiwilligen Feuerwehr Eichen, die den Lauf veranstaltet. Da kann man nichts machen. Ich freue mich auf den Lauf. Statt zu trainieren, bin ich in den letzten Monaten eher planlos umeinandergehoppelt. Sensationelles ist also absolut nicht zu erwarten und das macht gelassen. Ich will nichts, ich muss nichts, ich darf alles. Meinem Begleiter geht es genauso, er ist verletzungsbedingt im Schongang.

Am Start stehen nette, sonnengebräunte Menschen und ein paar Außerirdische. Besonders gut gefällt mir der vom Planeten „Degussa“, ein Herr mittleren Alters mit einer kuriosen Langhaarfrisur. Auf seinem T-Shirt steht neben dem Planetennamen: „Sehen Sie, was mit Spezialchemie alles läuft“. Das toppt sogar meine bisherigen Lieblingslaufshirts: das mit dem Aufdruck „Kochs Meerrettich“ und das der Frankfurter Hebammen, auf dem „Heute hecheln wir“ steht.

Ein weiterer Außerirdischer weist seinen Planeten nicht aus. Er trägt obenherum ein enges Triathlonshirt ohne Arm, um die Hüften allerdings ein Langarm-Fleeceshirt im Röckchenmodus und dazu ein paar schwarze Snowboardstrümpfe mit Schienbeinpolsterung. Wenn man aus dem All kommt, kann man schließlich nie so genau wissen, wo man landet. Hawaii, Sibirien – dieser Mann ist für alles gerüstet.

Das Feld verspricht also gute Unterhaltung unterwegs und so starten alle bester Laune. Ich versuche einen 5:30er Schnitt, mein Trainingspartner weiß es noch nicht so genau und zockelt erst einmal neben mir her. Obwohl ich ungeheuer formschön laufe, wird es ihm bald zu bunt und ich muss ihn ziehen lassen. Nein, hetzen mag ich heute nicht. Wer weiß, was da noch so kommt. Ich. Ich weiß genau, was da noch so kommt, schließlich bin ich die Strecke schon öfter gelaufen. Sie ist wunderschön, aber nicht gerade flach. Es ist dauernd etwas los. Zack – eine Kurve, öfz – ein Anstieg, zisch – ein Bergabstück, huch – ein Kilometerschild. In Eichen gibt es die schönsten Kilometerschilder überhaupt – riesengroß, handgeschrieben und zweifarbig. Sie sehen aus, als wären sie noch aus der Zeit, als es Menschen gab, die gerne Bonnie Tyler hörten.

Ich laufe vor mich hin und fühle mich wohl. Bei km 11 kann man es richtig rollen lassen. Kein Zweifel – die Strecke hat mich lieb. Ich erwidere die Zuneigung, indem ich sie mit Hingabe belaufe. Und mich überhaupt nicht daran störe, als eine Dame meiner Altersklasse an mir vorbeigazellt. Verliebte sind unangreifbar. Ich schaue auf die Uhr – mein heimlicher Plan, unter 1:55 zu bleiben, sollte drin sein.
Machen wir es kurz: wenige Kilometer später arbeite ich mich wieder an die Dame heran. Und komme sogar vorbei. Davon beflügelt rasiere ich kurz vor Schluss noch den schwarzsockigen Außerirdischen. Einfach so. Ich laufe vergnügte 1:53. Das sind zwar satte sechs Minuten langsamer als letztes Jahr, aber da war ich auch eine Außerirdische vom Planeten Ehrgeiz mit 70 Wochenkilometern. Wir mümmeln unseren Kuchen und lauschen zufrieden der Siegerehrung. Solange bis wieder zur Musik gewechselt wird und das Ehrenmitglied der Freiwilligen Feuerwehr Eichen damit beginnt, die Bierbänke leer zu singen.

Von Presslufthämmern, Tempotarifen und Weißwürsten.

Der Halbmarathon in Obertshausen-Hausen (2007).

„Gleisbauarbeiten in den Nachtstunden“ ist kein Film mit Sir Peter Ustinov und Lauren Bacall. Es ist vielmehr so etwas wie mein Schicksal, vor dem es kein Entrinnen gibt. Seit zwei Nächten in Folge und zwei Wochenenden in Folge saniert man in unmittelbarer Nähe meiner Wohnung die Schienen der Straßenbahn, angekündigt als „Gleisbauarbeiten in den Nachtstunden“. Für mich schienen die Schienen immer ganz in Ordnung, aber da steckt man ja nicht drin, höchstens mal mit dem Absatz. In der Nacht vor meinem geplanten Volkslauf in Obertshausen liege ich also zum wiederholten Mal wach und lausche einer reichen Vielfalt an Presslufthämmern, Rüttlern, Aggregaten, Baggern und Pflastersteine-in-hohem-Bogen-in-Container-Werfern. Zum Glück muss ich um sechs Uhr aufstehen, das verkürzt die Pein.

Ich freue mich auf den Lauf. Vier Wochen musste ich krankheitsbedingt mit dem Laufen pausieren. Meine Beine – sonst als Anatomiemodell zur Bestimmung einzelner Muskelfasern geeignet – sehen nach drei Wochen UV-freiem Couch-Aufenthalt aus wie zwei Weißwürste. Schlimmer noch: Sie fühlen sich auch so an. Es muss etwas getan werden. Obertshausen ist eine Abfahrt der A3 und auch der Ortsteil Hausen, in dem der Lauf startet, ist leicht zu finden. Es ist recht ruhig auf der Autobahn, erst in Hausen finden sich mehr und mehr gähnende Autofahrer zusammen. Ein Konvoi der Schlaflosen schlängelt sich zu den Parkplätzen. Die Sportanlage in Hausen ist eine der Schönsten der Region und man freut sich für gewöhnlich schon am Start, dass man hinterher barfuß über den teppichgleichen knallgrünen Rasen schlunzen darf. Heute ist allerdings alles anders. Heute ist es zugig, kühl und es riecht nach Regen. Und im Stimmengemurmel hört man überall das Läufer-Mantra für positives Denken: „Zum Laufen ist das Wetter ja gut."

Mein Trainingspartner und ich melden uns an und es geht ruckzuck. In der kleinen Halle ist wieder einmal alles bestens organisiert. An einer Wand sind die Preise einer Tombola liebevoll aufgebaut, was nicht verhindern kann, dass man sich angesichts der Exponate sehnlichst wünscht, *nicht* gezogen zu werden. Aber was zählt, ist ja auch nicht der Preis, sondern die Idee einer Tombola.

Wir haben noch etwas Zeit und so laufen wir uns auf den Waldwegen ein. Die Schneisen verlaufen überkreuz und so kommen von allen Seiten hoppelnde Läufer aufeinander zu. Wer hier nicht hoppelt, steht am Baum. Mir trüben die vielen Richtungen die Sinne und so weiß ich bald nicht mehr so recht, wo es zum Stadion geht. Auch mein Trainingspartner ist sich nicht sicher und so kommt es, dass wir uns sehr ausführlich einlaufen. Im Stadion wieder glücklich angekommen, treffen wir Markus, einen nichtsehenden Läufer, und seinen Guide Jörg, der beglückt von 10 Stunden Schlaf schwärmt. Meine geschwollenen Lider heben sich beeindruckt. Wir alle wollen beim Halbmarathon starten. Jörg und Markus wollen das Feld von hinten aufrollen, mein Trainingspartner fegt vorneweg und ich versuche, die goldene Mitte zu halten.

Die Strecke ist flach und unkompliziert. Schneise rechts, Schneise links und so weiter. Zwei Runden sind zu durchlaufen. Ich möchte einen 5:30er Schnitt versuchen. Das ist nicht übermäßig gut für mich, aber für zwei Weißwürste in Asics scheint es mir ganz beachtlich zu sein. Los geht's.

Die folgenden Minuten sind unspektakulär. Vielleicht liegt es am unfreiwillig langen Einlaufen: Ich finde sofort mein Tempo und halte es. Es läuft so bequem, dass ich mir vorstelle, ich hätte mit der 5:30 einen Vertrag geschlossen. „Vielen Dank, dass Sie sich für mich entschieden haben", sagt das Tempo. „Wenn Sie noch Fragen haben, ich stehe Ihnen jederzeit zur Verfügung." „Ja, habe ich!", sage ich: „Wie lange ist denn die Vertragslaufzeit? Kann ich jederzeit in ein anderes Tempo wechseln, oder muss ich da vorher etwas tun?" „Die Laufzeit bestimmen Sie", sagt die 5:30. „Der Wechsel in ein leistungsstärkeres Tempo geht vollautomatisch und Sie können dann jederzeit zurück. Beim Wechsel in ein niedrigeres Tempo genügt ein formloses Röcheln. Dann können Sie allerdings nicht ohne weiteres wieder die 5:30 nutzen." Eigentlich hätte ich viel lieber ein Flatrate-Tempo: Ich komme immer bei 1:49 an, ganz egal, wie langsam ich zwischendurch war. Aber ich fürchte, dabei kann mir die 5:30 auch nicht helfen und

so beende ich mein Tempo-Gespräch. Inzwischen bin ich auch bei km 10 angekommen und die Uhr zeigt exakt 55 Minuten. Wirklich, ausgesprochen zuverlässig, diese 5:30. Wenige Meter später läuft eine Dame an meine Seite. „Ich klink‘ mich mal ein“, sagt sie in zartem thüringisch und ich willige freundlich ein. Auf einer wenig aufregenden Strecke bin ich dankbar für Abwechslung. Außerdem träume ich immer davon, in synchroner Harmonie wie weiland Sammy Korir und Paul Tergat in Berlin dem Ziel entgegenzufliegen. Leider kriegen wir die Synchronität nicht hin: Wenn mein Fuß Tipp macht, macht ihrer eine halbe Sekunde später Tapp und umgekehrt. Auch nach drei Kilometern ist nichts zu machen, unsere Schrittfrequenzen sind zu unterschiedlich.
Aber immerhin gönnen wir uns beide ein paar Gehschritte beim Trinken und bleiben auch sonst gleichauf. Die Dame stapelt tief – das Tempo könne sie nicht bis zum Schluss halten, sagt sie, aber ihr Atem und ihre Neigung zum Plaudern sagen mir: sie kann. Gemeinsam versuchen wir andere Frauen aus dem Weg zu räumen und jedesmal, wenn es uns gelingt, schmunzeln wir ein bisschen. Das schweißt zusammen. Dabei denke ich an meinen Vertrag mit der 5:30 und bremse sie ein bisschen. Bei Kilometer 19 wehrt sich eine unserer Konkurrentinnen heftig gegen das Überholtwerden. Sie zieht an, sobald sie uns im Augenwinkel sieht. Immer wieder. Meine Mitläuferin reagiert genervt, aber ich freue mich. So etwas weckt meinen Kampfgeist. Wer sich so albern wehrt, wird zurechtgelegt und

weggeputzt. Manchmal früher, manchmal später. Haps. Na gut, manchmal auch nie, aber daran sollte man nicht denken. Schwächt die Moral. Meine Moral ist gut, selbst als jetzt Jörg und Markus an mir vorbeiziehen. Lässig. Demonstrativ pfeifend. Wenn ich jetzt dranbleiben würde, würde ich anschließend den kompletten Sonntag mit trübem Blick auf der Couch verbringen. Und da lag ich in den letzten Wochen schon zu lange. Außerdem hat man ja Verpflichtungen. Neben mir läuft eine Dame, die mit mir in unserem Tempo ins Ziel kommen will. Und genau so machen wir das auch. Wir putzen noch schnell die sich wehrende Dame weg und zischen ins Stadion. Pieps: 1:54:22. Prima.

In Obertshausen wird man für seine Mühen nicht nur mit Kuchen belohnt. Sondern auch mit zwei großartigen Bambini-Läufen über 400 und 200 Meter. Letzterer ist für Kinder unter fünf. Die größte Hürde für die Teilnahme ist hier die Tatsache, dass die Athletenkörper selten genug Platz für die Startnummer bieten, sie reicht oft von den Schultern bis zur Hüfte. Gelegentlich geschieht es, dass die Läufer von Mama oder Papa ins Ziel getragen werden, weil ihnen nach 50 Metern die Moral fehlt, manche setzen sich auch im Zielkanal hin oder verlassen die Strecke zur Seite in Richtung fotografierender Opa.

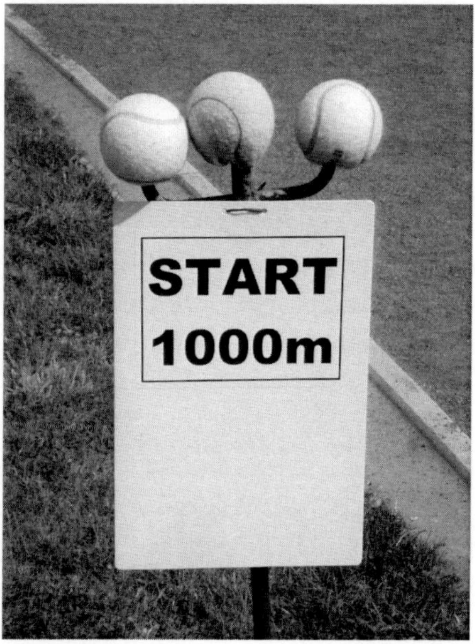

Kurz: der Bambini-Lauf ist von großem Unterhaltungswert. Leider fängt es in diesem Jahr beim Start an zu regnen und das schlägt den Kleinen auf die Stimmung. Schade. Das hat Obertshausen nicht verdient. Dann eben im nächsten Jahr wieder.

Zufrieden fahren wir nach Hause – mein Trainingspartner zu seiner Badewanne und ich zurück zu Presslufthammer, Rüttler und Bagger.

Von Sponge Bob, spirituellen Werten und Hugenottenbembeln.

Der Hugenottenlauf in Neu-Isenburg (2007).

Wer als Nichtläufer Laufberichte liest, kommt oft ins Staunen. Ein vierwöchiger Aufenthalt in einem tibetischen Kloster scheint nichts zu sein, gegen den spirituellen Wert eines langen Laufes. Warum laufe ich? Wohin laufe ich? Wer bin ich und wenn ja, wie viele? All diese Fragen werden philosophischen Betrachtungen unterworfen. Buchtitel wie „Der lange Lauf zu mir selbst“ sprechen Bände. Wie es scheint, ist der Läufer seiner nichtlaufenden Umwelt an Reflexionsfähigkeit, Selbsterkenntnis und spiritueller Reife weit überlegen. Doch das alles ist nur die halbe Wahrheit. Die andere Hälfte ist Schweigen – und das ist für gewöhnlich auch besser so. Haben Läufer nämlich eine gewisse Geschwindigkeit überschritten, betreten sie ein Terrain, das jeder anspruchsvollen Hirntätigkeit abträglich ist. In diesem Zustand würde „Sponge Bob“ als intellektuelle Herausforderung empfunden. Ich will versuchen, diesen Zustand zu dokumentieren – am Beispiel meines Hugenottenlaufs in Neu-Isenburg.

Der Halbmarathon dort startet um 9 Uhr. Wenn man nicht (wie mein Trainingspartner und ich vor ein paar Jahren) während des Einlaufens irgendwo im Wald von einem Startschuss überrascht werden möchte, sollte man sich die Uhrzeit gut merken. Das Wetter: perfekt.

Die Duschen: defekt. So steht es auf einem Schild in der pudelwarmen Umkleidekabine. Macht nichts. Hauptsache, die Toiletten sind es nicht. Am Stadion sind unzählige davon, aber das weiß kaum jemand und deshalb steht man hier in der Halle Schlange. Das gehört eben zur Tradition. Schlangen gibt es auch bei den Voranmeldungen, wohl dem der ein Nachmelder ist. Wohl uns. Wir laufen uns ein wenig in der weitläufigen Sportanlage ein und begrüßen einen dösenden Bembel auf der Wiese.

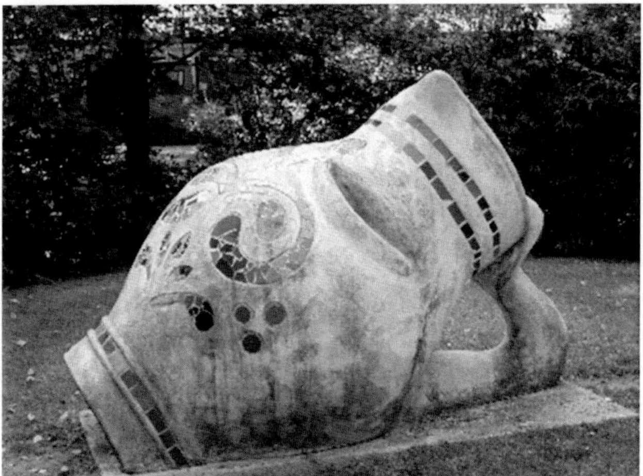

Es handelt sich dabei um eine Art Bembeldenkmal mit halbgeschlossenen Augen. Vermutlich ein Hugenottenbembel. Auf jeden Fall großartig.
Wir schieben uns zum Start. Obwohl wir früh dran sind, ist das Gedrängel groß. 1500 Läufer wollen

auf die Strecke und etwa 1000 davon versuchen, ihr Recht durchzusetzen, aus der ersten Reihe zu starten. Neben mir sind mein Trainingspartner und mein Bekannter. Beide motiviert bis in das verkapselte Ende ihrer Schnürsenkel. Ich natürlich auch, schließlich will ich meine zweitbeste Zeit laufen. Wenn zwischen der Bestzeit und der Zweitbestzeit eine Lücke von fast drei Minuten klafft, könnte man die doch einfach zulaufen. Das ist einfacher, als die Bestzeit zu knacken (was bei meinem Trainingszustand nicht realistisch ist), und es könnte immer noch triumphal sein.

Start. Ich drücke die Uhr ab und los. Meine Güte, was ein Gerangel. Zum Glück kommt bald eine breite Straße und das Feld kann sich etwas entzerren. Trotzdem: War da vorne schon immer so viel los? Zum sechsten Mal bin ich heute hier, irgendwie war es sonst ruhiger. (Noch merke ich nicht, dass mir schon jetzt das Gehirn erste Streiche spielt. Es war nie ruhiger – ich war sonst ruhiger). Es geht bergab. In Neu-Isenburg geht es immer bergab und nie bergauf. Trotzdem kommt man auf der gleichen Höhe wieder an. Ich nenne es „das Hugenottenwunder".
Nach etwa anderthalb Kilometern schaue ich auf die Uhr. Sie zeigt 16 Zehntel-Sekunden. Ich wusste zwar, dass ich schnell bin – aber so schnell? Aus irgendwelchen Gründen hat die Uhr sich nicht ausgelöst. Dafür bin ich jetzt aufgelöst. Wie soll man Zweitbestzeit laufen, wenn man nicht weiß, wo man steht, äh läuft, na ja, ihr wisst schon. Ich drücke natürlich sofort noch einmal

auf die Uhr und passiere nach 3 Minuten Kilometer 2. Donnerwetter. Noch immer kann man nicht frei laufen, ich überhole Läufer, die im 6-Minuten-Schnitt vor sich hin schlappen und offensichtlich erst einmal im 3-Minuten-Schnitt gestartet sind. Aber ich will ihnen nicht grollen; es genügt mir völlig, meine Uhr zu beschimpfen. In meinem Kopf klingt es jetzt so:
Die Uhr. Des gibt's doch nicht. Ich hab doch gedrückt. 3 Minuten. Was fang ich an mit 3 Minuten. Ich lauf doch keine drei Minuten auf 2 Kilometer. So'n Scheiß.
Hier kann man sehr schön erkennen, wie schon nach wenigen Kilometern knapp unter dem 5-Kilometer-Schnitt das sprachliche Niveau sinkt. Schon jetzt ist etwa die Höhe von RTL II erreicht. Und es wird nicht besser.
Wald. Gut.
Dem Frankenstein-Monster aus alten Filmen gleich, das einfache Begriffe lernt („Freund. Gut."), bewerte ich meine Umwelt.
Schotter. Fies. Falsche Schuhe. Blöd. Ich kippel. Mit den anderen Schuhen hätte ich nicht gekippelt. Voll fies. Die laufen nebeneinander. Voll fies. Ich komm rechts nicht vorbei. Blöd. Ich komm links auch nicht vorbei. Blöd. Ich spring jetzt am Rand vorbei. Voll gekippelt. Falsche Schuhe. Blöd.
Ab Kilometer sieben (und hier hat sich das Feld endlich beruhigt) denke ich nur noch kurze Worte. Im Vordergrund steht die Selbstbeobachtung – allerdings ohne jede erkennbare transzendentale Motivation.

Wasser. Kalt. Schlecht für den Magen. Aua. Mist. Wasser schlecht. Nie wieder Wasser.

Wie gern würde ich meine gelaufenen Minuten nach 10 Kilometern wissen. Mich beschäftigen Fragen nach Zeit und Raum.

41 Minuten. Plus anderthalb Kilometer. Vielleicht sieben. Oder sieben einhalb. Minuten. Plus 41. Gibt 47. Äh. 48 Kilometer. Nein Minuten. Auf 10 Kilometer. Mal zwei gibt ... 50 mal zwei gibt 100 Minuten. Minus vier gibt. ... Schotter. Ich kippel. Falsche Schuhe. Blöd.

Irgendwo unterwegs habe ich meinen Bekannten getroffen und wieder verloren. Auch sonst achte ich auf andere. Soziales Miteinander beflügelt die hehren Gedanken.

Der stinkt. Wie komm ich von dem weg? Lauf ich links. Ne, geht net. Lauf ich rechts. Gut. Stinkt immer noch. Stinkt weniger. Stinkt noch weniger. Stinkt nicht mehr. Den da vorn krieg ich jetzt auch noch.

Inzwischen bin ich auf den letzten Kilometern angekommen. Das mit der Zweitbestzeit müsste zu machen sein. Ich stürze durch den Wald, genieße das Hugenottenwunder, grolle abwechselnd den Schuhen und der Uhr, aber beides geht nicht sehr tief. Eine Leichtigkeit erfasst mich, ich kann nicht mehr denken und gerade das ist ein Genuss. Wozu denken? Laufen genügt. Laufen ist alles, was mir der Moment abverlangt und das ist eine überschaubare Anforderung. Ich laufe und alles andere ist nicht wichtig. Denke ich das? Ist mir das klar? Hören wir – so kurz vorm Ziel – doch noch mal rein, was so in mir vorgeht.

Uff. Kurve. Gerade. Lautsprecher. Gleich da. Der überholt noch. Sausack. Gleich da. Gleich da. Gleich da. Gleich da. Gleich da. Stadion. Gleich da. Gleich da. Gleich da. 1:44 Brutto. Das reicht. Zweitbestzeit. Da!
Das also war – an meinem Beispiel Neu-Isenburg – die meist verschwiegene Gedankenwelt von Läufern, wenn sie ganz persönliche Geschwindigkeitsgrenzen überschreiten. Meiner Erfahrung nach normalisiert sich die Hirntätigkeit erst etliche Minuten nach dem Zieleinlauf wieder. Spätestens beim Denken von längeren Begriffen wie „Weizenbier“ oder „Streuselkuchen“ ist der Läufer wieder ganz der Alte. Bereit für den nächsten „langen Lauf zu sich selbst“.

Nachtrag:
1) Meine Zweitbestzeit liegt bei 1:43:30. Die Platzierung: 22. Frau von 381. 6. meiner Altersklasse von 60.
2) Mein Laufpartner und mein Bekannter konnten das Hugenottenwunder ebenfalls für sich nutzen und sind mit ihrem Ergebnis zufrieden. Was sie unterwegs gedacht haben, weiß ich nicht.

Von Madonna, Gisela und Woherkommstndu.

Der Winterstein-Lauf in Friedberg (2008).

Madonna hat gesagt, wer sich beim Duschen auf die Füße pieselt, kriegt keinen Fußpilz. Das hat zwar überhaupt nichts mit dem Lauf rund um den Winterstein zu tun, über den ich eigentlich berichten will. Aber ich dachte, das ist doch mal eine Meldung für Läufer: nie wieder Füße Funghi! Außerdem muss man den Leser mit Hilfe eines Prominenten in den Text hineinziehen. Das habe ich von Mario Adorf gelernt, der in seinen Büchern immer schreibt, wer ihn alles kennt. Und dass der Papst ihm seinen Ring geküsst hat. Oder etwas in der Art. Aber ich schweife völlig ab. Außerdem kenne ich Madonna gar nicht. Und schlimmer noch: sie mich auch nicht. Genug davon.

Der Lauf rund um den Winterstein ist ein 30-km Lauf. Über den ich schon mal geschrieben habe. Zur Erinnerung die wichtigsten Fakten in Focus-Form:

Start 9:30 Uhr, 30 km, 321 Höhenmeter, 2 langgezogene Steigungen, gefühlte 38 kleinere Steigungen, 5 Verpflegungsstände, 2 Pokale des Hessischen Innenministers für die schnellsten Mannschaften. Regenwahrscheinlichkeit 90 %.

Das Glück gehört ja bekanntlich den Mutigen und mutig bin ich heute. Nicht nur wegen des Wetterberichts, auch wegen meines Allgemeinzustands. Nach meinem Infekt im Februar hielten sich meine gelaufenen Kilo-

meter in immunsystemschonenden Grenzen. So richtig gesund fühle ich mich eigentlich erst seit anderthalb Wochen. Aber ich baue einfach darauf, dass mein Körper ein selektives Gedächtnis hat. Das fiebernde Herumsiechen wird schnell vergessen, die vielen gelaufenen Kilometer der Vergangenheit erinnert.
Wir melden uns in der Henry Benrath Schule in Friedberg an. Das heißt, wir versuchen es, aber alle Kugelschreiber, mit denen wir unsere Anmeldung ausfüllen könnten, sind klinisch tot. Nach über hundert Volksläufen, bei denen insgesamt etwa 648 defekte Kugelschreiber auslagen, ist es mir immer noch nicht gelungen, einfach einen Stift von zuhause mitzubringen. Selektives Gedächtnis. Wer denkt denn auch sonntags morgens an sowas. Aber dann glückt das Anmeldeunterfangen doch und wir schieben ab in die Umkleide. Männerumkleiden, so höre ich immer, sind ziemlich cool. Man macht dort witzige Sprüche über die neuesten Verletzungen, die Strecke und das Wetter. Und man verbraucht dafür eine überschaubare Anzahl Wörter. Frauenumkleiden (für alle, die noch nicht da waren) sind meistens extrem uncool. Wenn über Verletzungen gesprochen wird, nimmt einem das durch den Raum wabernde Mitgefühl fast den Atem. Es wird darüber gesprochen, wie der eigene Tag organisiert wird und welche Schwierigkeiten sich daraus ergeben, dass der Große im Ferienlager ist, während der Schwiegervater seinen 80. feiert. Oder dass Ulrike nicht mehr zum Lauftreff kommen kann, weil ihr Mann jetzt Krebs hat. Und dass man sich jetzt an den Rennsteig traut, obwohl

Rudi dort letztes Jahr solche Probleme hatte (wegen seines Zuckers). Für all diese Dinge verbraucht man die größtmögliche Anzahl Wörter.

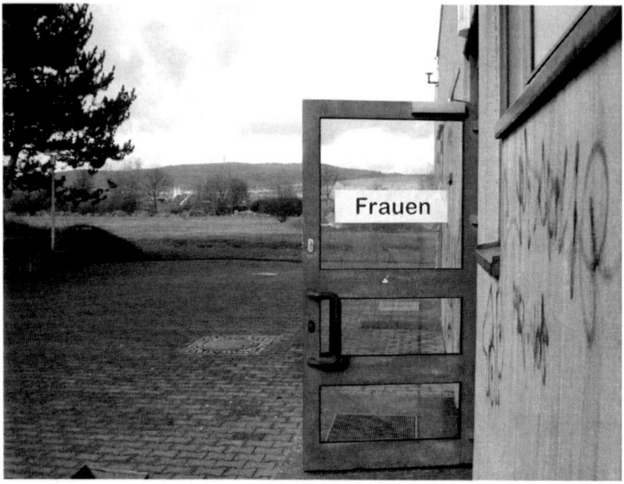

Als ich in Friedberg in die Damenumkleide komme, beschallt Gisela* den Raum (* Name von der Redaktion geändert). Gisela hat jetzt einen Coach.
Aus dem Internet? fragt eine Mitläuferin. Nein, aus Bergen-Enkheim, sagt Gisela. Der hat jetzt eine Leistungsdiagnostik mit ihr gemacht. Und dann einen Trainingsplan aufgestellt. Der hat nur 42 Euro gekostet und das kann man doch wirklich mal investieren. Man hat schon soviel Lehrgeld bezahlen müssen. Weil man falsch laufe. Heute zum Beispiel, werde man im 7er Schnitt laufen. Das sagt der Coach. Ganz piano. Nein, man mache sich doch nicht verrückt. Man wolle ja heute

schließlich noch einen Apfelkuchen backen. Ich flüchte vor Giselas Apfelkuchenrezept ins Freie. Wir laufen uns ein wenig ein (wie verschwenderisch vor einem 30er...) und denken darüber nach, ob wir nicht bereits genug guten Willen bewiesen haben und es nicht angebracht wäre, gleich zum Kuchenbuffet zu gehen. Aber dies ist mein erster Volkslauf in diesem Jahr, mein erster Lauf als W40 – den kann ich doch nicht einfach so schwänzen.
Wir zuckeln los. Anfangs ist der Weg noch ein wenig eng, aber es besteht ohnehin kein Grund zur Eile. Die einzige Herausforderung besteht darin, denen zu entgehen, die mit ihrer wortreichen Schilderung von Schicksalsschlägen, Blutblasen und Fersenspornen in der Kabine nicht ganz fertig geworden sind. Als es anfängt zu tröpfeln, stelle ich mir noch einmal bang die Wetterfrage. Bei einem drei Stunden Lauf pitsch-nass zu werden, das wäre wirklich fies. Zum Glück hört das Tröpfeln bald wieder auf.
Auf den ersten Kilometern umlaufe ich ein paar zweidimensionale Frösche, die bei einem Spaziergang über den Weg unter die Räder gekommen sind. Dabei fällt mir ein, dass der Kolumnist Hans Zippert neulich schrieb, Autofahrer sollten aufpassen. Wenn in diesen Tagen jemand die Seite wechselte, seien es entweder Schulkinder, Frösche oder Kurt Beck, der Problembär. Ich schaue mir daraufhin einen der Frösche genauer an. Nein – Beck hat einen Bart. Vielleicht ist es ja aber auch gar kein Frosch, sondern ein besonders gedrungener Alligator, der aus der „Alligator Active Farm“

ausgebrochen ist, an der wir gerade vorbeilaufen. Dabei fällt mir wiederum ein, dass ich mal einen Film gesehen habe, bei dem in der Synchronisation der Spruch „See you later alligator“ mit „Ich seh dich später, Krokodil“ übersetzt wurde. Dann fällt mir erst mal nichts mehr ein, denn bei Kilometer vier kommt der erste spürbare Anstieg.
Ich nutze das kopflose Schaukeln jetzt dazu, in mich hineinzuhorchen. Ich horche ganz tief – bis in meine Waden. Die sind nämlich heute fest im Griff von CEP-Strümpfen. Heute können sie mal zeigen, was sie drauf haben. Wir werden sehen. Jetzt wird es wieder etwas flacher. Der Untergrund ist ganz gut zu laufen. Ein paar Pfützen, ein bisschen Schotter, ein bisschen Matsch – aber alles nichts Dramatisches. Wir laufen durch den Wald und werden von einem Stückchen Autobahn begleitet. Bei einem 30er kann nicht jeder Kilometer idyllisch sein. Dafür ist ja auch die Verpflegung sehr ordentlich. Es gibt zwar keine Bananen oder dergleichen, aber ausreichend Mineralwasser, Rosbacher Sport und gesüßten Tee. Der schmeckt mir besonders und ich bediene mich reichlich.
Und dann bin ich plötzlich auch in ein Gespräch verwickelt. Bedeutende Herzstücke der Konversation sind die Sätze: „Woherkommstndu“ und „Ich komm aus Bensheim.“ Auch mal schön. Bei km 10 bin ich eine Stunde und ein paar Zerquetschte unterwegs. Mir scheint, das passt gut zu meinem Trainingsstand. Außerdem: wer sich beim Winterstein-Lauf nicht noch ein paar Körnchen für den Schluss aufhebt, ist ziemlich

verratzt. Bei km 25 und 27 gibt es noch einmal zwei kleine Steigungen, die empfindlich schmerzen können, wenn man schon am Anschlag läuft. Im Augenblick konzentriert sich das Feld allerdings kollektiv auf DIE Steigung, ein breites Asphaltstück zwischen km 12 und 15. Hier braucht man ein bisschen Durchhaltevermögen. Zwar beansprucht der Untergrund keinerlei besondere Aufmerksamkeit, aber das Stück am militärischen Sperrgebiet entlang ist nicht sehr aufregend und es kann sich ganz schön ziehen. Ich stopfe mir vorher einen Frosch (einen Gel Chip von Dr. Feil, keinen Echten, Zweidimensionalen) in die Backentaschen, das kann nicht schaden. Am Beginn der Steigung schießt Gisela an mir vorbei. Ihr Tempo ist schneller als ein 6er Schnitt. Ich denke, die 42 Euro für den Coach haben sich hier richtig gelohnt. Ich finde die Steigung ganz angenehm, vielleicht machen bei mir ja auch die Stützstrümpfe ihren Job.

Alles fühlt sich noch leicht und angenehm an. Dann denke ich, ich müsste unbedingt mal meinem Bruder schreiben und formuliere in Gedanken einen Brief. Als ich oben ankomme, ist der Brief praktisch geschrieben und die Hälfte der Strecke geschafft. So kann's weiter gehen. Und das tut es auch. Zwischendurch gerät zwar ein bisschen Matsch in meine Schuhe, aber das tritt sich weg. Sogar die Sonne hat sich einmal gezeigt. Alles ist prima. Bis – ja, bis zur Verpflegungsstelle bei km 22. Alle nennenswerten Steigungen sind geschafft, nichts kann mir mehr passieren, denke ich. Während Gisela nach einem Becher Wasser ruft, als ginge es um

Sekunden und danach weiterhetzt, gönne ich mir ein paar Gehschritte mit zwei Bechern lauwarmem Tee. Er schmeckt großartig und Durst habe ich obendrein. Nach der kleinen Erfrischung geht es kräftig bergab. Gleich bei den ersten Schritten spüre ich den Tee in meinem Magen gluckern. Die Erschütterungen beim Bergablaufen sind unangenehm. Es dauert keine 500 Meter, da ist aus dem unangenehmen Gefühl ein sehr übles Gefühl geworden. Mir ist schlecht. Oh weh, ist mir schlecht. Das geht weg, denke ich, aber es wird schlimmer. Ich werde langsamer, aber das nutzt nichts. Schließlich bleibe ich stehen. Vielleicht beruhigt es sich dann ja, denke ich. Aber der Tee hat jetzt genug Schmitt gesehen. Er legt den Rückwärtsgang ein und macht sich auf den Weg ins Freie. Ich stehe am Wegrand und höre die bedauernden Bemerkungen der Läufer, die an mir vorbeiziehen. Woherkommstndu bietet mir seine Hilfe an. Es sieht vielleicht dramatisch aus, aber in Wirklichkeit geht es mir mit jeder Sekunde, mit jedem Schwall Flüssigkeit besser. Als alles vorbei ist, ist die Übelkeit verschwunden. Ich laufe weiter und schäme mich ein bisschen. Aber dann denke ich an Catherine Ndereba, die damit leben muss, dass ihr Malheur von Kameras begleitet wird. Da habe ich es doch ungleich besser. So ist es eben bei Läufern mit empfindlichem Magen. Warum gibt es auch keine Stützstrümpfe für das Gekröse? Meine Beine fühlen sich noch ganz gut an. Bei der letzten Verpflegungsstelle trinke ich einen klitzekleinen Schluck Wasser und der wird von meinen Innereien gnädig genehmigt.

Jetzt ist es aber auch höchste Zeit, um nach Hause zu kommen. Unter drei Stunden – das schaffe ich nun nicht mehr. Aber das macht nichts. Ich bin noch ganz munter und das ist schließlich die Hauptsache. Der letzte Kilometer wird dann doch noch einmal zäh, aber das ist für die meisten Läufer um mich herum nicht anders. Niemand überholt mehr, niemand setzt zum Schlussspurt an. Alles ist ganz piano, wie Giselas Coach sagen würde. Im Ziel treffe ich nach 3 Stunden und 2 Minuten wieder auf meinen Trainingspartner, der schon zufrieden an seinem Getränk nascht.
In der Damenumkleide erzählt jemand, dass das eiskalte Duschwasser nicht so schmerzhaft sei, wenn man die defekte Dusche mit dem fadendünnen Strahl nehme. Und während eine andere Läuferin noch bedauert, das Wasser nicht mit ihrem Föhn anwärmen zu können, brüllt es aus der Dusche: „Jaa! Ich hab gewonnen, das Wasser wird warm!“ Manchmal sind Damenumkleiden dann doch ganz lustig.

Wasser, Wurst und Kuchen am Reis.

Der 20-km-Lauf in Kelkheim Hornau (2008).

Kelkheim Hornau ist ein besonderer Ort. Dort werden nämlich manchmal neue Sportarten erfunden. Am Pfingstmontag zum Beispiel. An diesem Tag wurde das „Nordic Start-Verpassing" erfunden. Nordic Start-Verpassing geht so: Man meldet sich für eine Walking-Veranstaltung an. Dann plaudert man mit ein paar Bekannten, geht noch mal ein wenig ans Auto, steht lange bei den Toiletten an oder isst noch eine Kleinigkeit. Dabei verpasst man dann den Start zu dem Wettbewerb, bei dem man angemeldet ist. Man wartet noch ca. 10 Minuten – und dann kommt man auf Touren: Man nimmt beide Stöcke in eine Hand und rennt völlig entfesselt dem Feld hinterher. Da man eine Abkürzung nimmt, holt man es schließlich ein, um danach die verbliebene Strecke im üblichen Walking-Schritt zu absolvieren. Mein Trainingspartner und ich konnten bei der Geburtstunde dieser neuen Sportart dabei sein und einen wahren Pionier dabei beobachten. So hat sich die Anfahrt für uns bereits weit vor unserem Start gelohnt.

Wir stehen in der Sonne und dehnen ein bisschen. Mein Trainingspartner hat heute ein taubes Bein. Das ist durchaus doppelsinnig zu verstehen: Nicht nur, dass es nicht auf ihn hört, es fühlt sich auch wohl an wie ein eingeschlafenes Marshmallow. Kann man laufen,

wenn einem statt eines Beins eine Süßspeise an der Hüfte hängt? Natürlich, sagt mein Trainingspartner und geht erst einmal in die Büsche. Ich dagegen wähle die Geheimtoilette. Die Geheimtoilette ist Luftlinie drei Meter von der gängigen Toilette entfernt. Sie ist nicht versteckt und jeder kann sie benutzen. Trotzdem stehen vor der gängigen Toilette gefühlte 72 Nierentätige, vor der Geheimtoilette sind es zwei. Es gehört zu den großen Volkslaufgeheimnissen, dass so etwas möglich ist.
Die weitläufige Sportanlage „Am Reis“ empfängt die Läufer wie in jedem Jahr mit Wiese, Tennisplatz und einem Schwimmbad, in dem ein paar Blütenblätter auf einer brackigen Suppe surfen. Daneben instruiert ein Herr im Elchkostüm die Kinder für ihre Läufe. In Hornau finden heute viele Läufe statt und wie immer ist alles bestens organisiert.
Wir laufen uns ausgiebig ein (das schnarchige Bein soll aufwachen) und begrüßen dabei den hingebungsvollsten Streckenposten Deutschlands, der wieder einmal frühzeitig bereit steht, um das Karma der Umgebung schon mal positiv zu beeinflussen. Wie immer ist er in voller Laufmontur. Soviel Solidarität muss sein. Vor lauter Einlaufen gehen wir bereits pre-schwitzt an den Start. Das 20er Feld ist klein. Bei einer so profilierten Strecke ist die Versuchung groß, es bei einem 10er zu belassen. Als Feld-, Wald- und Wiesenläufer finden wir die geringe Beteiligung aber eher angenehm. New York war gestern – heute ist Hornau. Wir starten in der Sonne auf Asphalt und umrunden erst einmal das

wunderbar miefende Rapsfeld. Alles ist gelb. Ich habe keine Ahnung, wie ich heute drauf bin. Unter 1:50 bleiben, mehr will ich eigentlich nicht. Gestern noch habe ich eine Radtour gemacht, wer weiß, ob das die Beine übel nehmen.

Der erste Anstieg lässt nicht lange auf sich warten. Es ist nicht steil, aber es zieht sich. Irgendwann, nach einem langen Anstieg durch den Wald, kommt eine Stelle, die sich jedem Hornau-Läufer ins Gedächtnis brennt wie Grillfunken in die neue Gartentischdecke: Es ist eine staubige steile Kurve, die so tut, als wäre sie der Gipfel der Steigung – dabei geht es danach noch eine ganze Weile weiter bergauf. In der Regel steht hier ein Fotograf, um alle Farben und Formen entgleisender Gesichtszüge einzufangen. So auch heute.
An dieser Stelle muss ich meinen Trainingspartner ziehen lassen. Das Bein scheint sich langsam zu räkeln. Andere Begleiter finden sich kaum – durch das Auf und Ab sind die Rhythmen zu verschieden. Man begegnet sich, und trennt sich wieder. Dazu kommen insgesamt vier Möglichkeiten zu trinken, das wirbelt ohnehin immer alle durcheinander. Wieder einmal ist ein Läufer mit Laufkinderwagen an mir vorbeigefegt und wieder einmal wundere ich mich, dass es möglich ist. Nach einer Flachstrecke komme ich meinem Trainingspartner wieder näher und tatsächlich kann ich ihn einholen. Wir nehmen einen guten Schluck Wasser und rollen ein Stück zusammen bergab. So richtig gut in Form, das spüre ich schon, bin ich heute nicht. Noch

macht es aber nichts. Es ist ungeheuer ruhig im Feld, man schnauft in der Sonne vor sich hin, jeder läuft für sich. Jetzt geht langsam der Knoten auf, sagt mein Trainingspartner und ich sage: Bei mir geht er langsam zu. Obwohl man ja immer positiv denken soll, kann ich es mir nicht verkneifen.

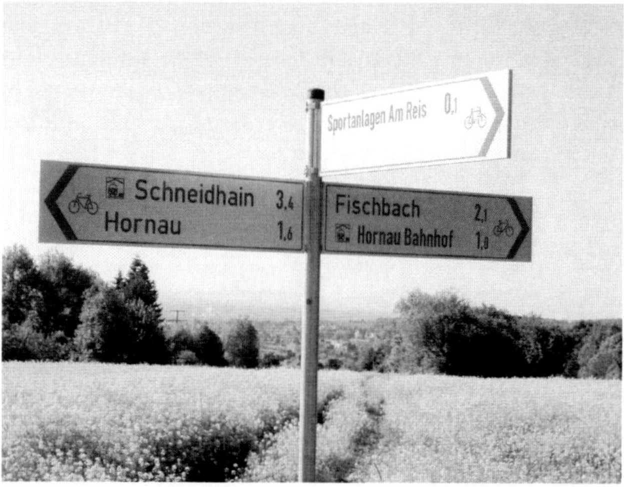

Schließlich kommen wir bald auf die zweite Runde und das ist mental ein schwieriger Punkt: Man weiß, man muss das alles noch einmal laufen. Aber dann treffe ich den engagiertesten Streckenposten Deutschlands und das hilft doch schon mal eine Menge.
Wie immer fange ich auch hier auf der Hälfte kräftig an zu rechnen und rechne lauter groben Unfug. Zum Beispiel denke ich, an der 11-Kilometer-Stelle wären erst 10 vorbei. Meine 10er Zeit verpeile ich völlig. Hätte

ich mal den Streckenposten gefragt. Wenn ich ihn das nächste Mal sehe, werde ich gleich im Ziel sein. Aber das dauert noch. Dazwischen liegt eine weitere Dosis Raps, einige Becher Wasser und ein weiteres Mal die staubige Kurve mit dem Fotografen, vor dem ich versuche, die Lefzen hochzuziehen. Obwohl es danach noch bergauf geht, gehe ich jetzt durch ein finsteres Tal.

Auf einmal bin ich müde. Es ist warm und mir fehlt Luft. Mein Trainingspartner ist längst auf und davon und ich mühe mich redlich. Der herrlich albern aussehende Hut eines weiteren Streckenpostens (der gar nicht beabsichtigt, albern auszusehen) heitert mich wieder etwas auf.

Und dann passiert etwas, das mich beim Laufen immer wieder fasziniert: Ich erhole mich. Schon ein kleines Stück leichtes Bergablaufen genügt. Auf einmal bin ich wieder da. Es ist immer wieder rätselhaft. Bei Kilometer 16 denke ich noch „öfz“ und einen Kilometer später denke ich „dideldum“. Zwar fegt der Laufkinderwagen inzwischen ein zweites Mal an mir vorbei, und das auf einem schmalen holprigen Pfad, aber ich schaue ihm fröhlich nach, wie er in seiner Staubwolke verschwindet. Tatsächlich: Tiefs kommen und gehen, nicht nur beim Marathon. Ich laufe an einem 12-jährigen Jungen vorbei, der die Strecke ungeheuer wacker meistert. Später erfahre ich, dass dies nicht nur sein erster 20er ist, sondern dass er dabei auch seinen Vater um etliche Minuten abhängt. Der Junge ist tapfer und ich bin es auch. Alles blüht und grünt hier schließlich nur für mich. Und die positiven Gedanken schießen aus all meinen Hirnwindungen hervor. Für die letzten zwei Kilometer gibt es im wesentlichen zwei Möglichkeiten: Entweder man läuft völlig auf dem Zahnfleisch oder man rennt wie in Trance. Letzteres ist mir deutlich lieber. Die Trance war zwar schon mal besser als heute, aber ich hangle mich hin. Ich freue mich jetzt schon auf den Anblick des Streckenpostens, der mich in die Zielschneise einweisen wird, ich freue mich auf den Mann mit den großen Zähnen und dem Hut, der kurz vor dem Ziel die Autos aufhält. Vor lauter Vorfreude überhole ich noch ein paar Abgeschlaffte. Einer von ihnen geht. Wer geht denn auf dem letzten Kilometer? Ich finde, das dürfen nur Verletzte.

Und dann bestätigt sich wieder einmal eine alte Weisheit: Wenn Männer eins nicht riechen können, dann das, wenn sie von einer Frau überholt werden. Ich bin schon im Zielkanal, etwa fünf Schritte vom Ziel entfernt, da kommt der eben noch Gehende an mir vorbeigeschossen und ruft noch so etwas wie „Platz da!“ Nicht dass es mir wichtig wäre, ob ich vor oder nach ihm ins Ziel komme. Aber auf einem schönen, heldenhaften Zielfoto ist jetzt außer mir ein Karpfen zu sehen, der versucht, sich Platz zu verschaffen. Und das finde ich dann doch ein bisschen bedauerlich. Die Uhr bleibt stehen bei 1:49:13. Das ging hier auch schon mal 5 Minuten schneller, aber sei’s drum.

Zum Ausgleich machen wir nun das, was wir hier immer versuchen, aber nur selten schaffen: Wir essen erst eine (halbe) Grillwurst und dann ein Stück Kuchen. Dabei sitzen wir in der Sonne und überlegen, welche Sportart wohl in Kelkheim Hornau im nächsten Jahr erfunden wird.

Die ganze Welt des Laufens.

Der Halbmarathon in Obertshausen-Hausen (2009).

Heute fahren wir nach Obertshausen. Genauer gesagt, nach Hausen. Einem der zwei Ortsteile von Obertshausen. Der andere heißt nicht etwa Oberts, sondern auch Obertshausen. Das ist alles sehr verwirrend und ich bin froh, dass ich heute hier nicht die Ortschronik schreiben muss, sondern nur einen Laufbericht.
Wir rollen also in den Ortsteil und gleich fällt mir ein Slogan für ein Parkhaus ein, den ich gestern gelesen habe: „Die ganze Welt des Parkens." Auch uns bietet sich hier die ganze, faszinierende Welt des Parkens: zwei Autos und dazwischen eine ausreichend große Lücke. Herrlich.
Ich will heute nach langer Zeit einmal wieder einen Halbmarathon laufen. Das letzte Mal, dass ich 20 km gelaufen bin, war im November oder Dezember. Das macht mich – nun ja – ein wenig nervös. Lange Läufe zwischen 15 und 20 km habe ich in den letzten Monaten auch reichlich wenige im Laufbuch. Dabei habe ich doch gelernt, dass es genau diese Läufe sind, die man machen muss. Damit die Muskulatur sich daran gewöhnt, möglichst lange submaximal zu kontrahieren. Ich habe keine Ahnung, was das bedeutet, aber man kann es überall lesen. Weil mir der Begriff „submaximal" so gut gefällt, habe ich es mir gemerkt. Ich bin also heute sehr gespannt, wie, warum und wohin meine Muskulatur kontrahiert.

Der Halbmarathon in Obertshausen (Hausen) ist eine einzige Waldschneiserei. Es schneist links, dann schneist es rechts, dann wieder links. Keine Anstiege, keine Seeumrundung. Einfach nur solider, deutscher Wald. Nicht sehr spektakulär. Im Grunde weiß ich auch nicht, warum ich heute hier zum neunten Mal antrete. In Obertshausen gab es mal eine Bürgermeisterkandidatin der SPD, die Mechthild Schmitt hieß. Aber das allein kann es ja auch nicht sein. Außerdem hat sie die Wahl nicht gewonnen. Man erlebt hier bestenfalls die halbe Welt des Laufens. Es scheint also so zu sein, als wäre bereits die mickrige Hälfte für mich außerordentlich anziehend und schön.
Als Dame kleidet man sich in den Kellergewölben der Picard-Halle um, die nicht etwa nach Handtaschen benannt ist, obwohl das bekannte Lederwarenunternehmen in Obertshausen seinen Sitz hat. Sie heißt nach einem ehemaligen Vereinsvorsitzenden, den man damit vermutlich für besondere Dienste um den Sportverein ehrte. Picard heißt man in Obertshausen öfter, es ist anzunehmen, dass Jean-Luc Picard, Kapitän der USS Enterprise, auch von dort stammt.
Ich ziehe mich also in der Picard-Halle um und beobachte dabei eine Dame, die sich die kompletten Beine mit Vaseline einreibt. Es erinnert eher an die Vorbereitungen zu einem Bodybuilding-Wettbewerb, denn die Beine beginnen augenblicklich zu glänzen. Vielleicht will sie die Konkurrenz müde spiegeln. Ich sehe von Vorbereitungen dieser Art ab und bin schnell fertig. Im Gang zur Umkleide haben sich inzwischen Horden

apfelschorlengefüllter Menschen angesammelt, denn hier sind die Toiletten. Wie so oft sind es zu wenige.

Ich treffe mich mit meinem Trainingspartner draußen, in der Hoffnung, beim Einlaufen im Wald ein kuscheliges Gebüsch zu finden. Die erfüllt sich nicht, rund um das kleine Stadion ist einfach zu viel los und auch nach so vielen Jahren Laufen gehe ich ungern pinkeln, wenn Menschen dabei an mir vorbeihasten. Das Problem löst sich, als wir den Weg zur anliegenden Schule sehen, die heute ihre Pforten geöffnet hat. Obertshausen kümmert sich also doch um die Bedürfnisse seiner Läufer.
Ich glätte noch einmal meine backblechgroße Startnummer über meinem Bauch und dann geht es auch schon los. Nach einer 3⁄4-Stadionrunde zielt der Weg in den Wald. Auf den ersten zwei Kilometern drängelt es sich ein bisschen, aber dann ist bald genug Platz für alle. Meine Uhr zeigt seltsame Zwischenzeiten und ich bin irritiert. Sollte ich mein Tempogefühl völlig verloren haben? Bei km 5 ist aber alles im grünen Bereich und ich beschließe, dass die Kilometerschilder mit submaximaler Genauigkeit aufgestellt wurden. Seit einer Weile laufe ich mit einem Stein im Schuh. Es fühlt sich nach einem wahren Bergwerk an, ein Gefühl hinter dem erfahrungsgemäß ein Steinchen in Nanopartikelgröße steckt. Ich arbeite den Stein laufend unter das Fußgewölbe.
Schon bald läuft vor mir ein Riese. Zwar ist die Strecke nicht übermäßig aufregend, aber es kann zuweilen nützlich sein, wenn man sieht, wohin man läuft. Mit

dem Riesen als Hase ist das schwer möglich. Andererseits ist mir der in den Himmel ragende Rücken irgendwie nicht unsympathisch. Er riecht nicht schlecht, macht keine unangenehmen Geräusche und hat keine nässenden Ekzeme im Nacken. Also nehme ich mein Schicksal an und laufe ihm einfach nach. Schneller will ich einfach gerade nicht. Ich muss schließlich mit meinen Kräften haushalten. Und außerdem sind wir im Wald und nicht im Kino. Ich sehe noch genug. Der Stein im Schuh sitzt jetzt unter dem Ballen.
Zwei Kilometer später hat sich das alles ohnehin erledigt, der nette Riese wird langsamer. Oder werde ich schneller? Naja, vielleicht ein bisschen. Jetzt läuft eine Dame in neongrünem Shirt an mir vorbei. In pinkfarbenen Lettern steht darauf: „Schöne Männer und Weltfrieden Klein-Auheim". Während ich noch darüber nachdenke, ob in Klein-Auheim der Wunsch nach dem Genannten besonders dringlich ist, oder ob Klein-Auheim hier als Quell für selbiges angepriesen werden soll, beschließe ich, Ruhe zu bewahren. Nichts soll mich dazu verleiten, schneller zu laufen, als ich dauerhaft kann. Ich muss ja noch eine Weile kontrahieren. Und der Stein im Schuh ist an den Zehen angekommen.

Als Nächstes ereilt mich eine akustische Herausforderung. Ein Läufer hat Kleingeld einstecken. Viel Kleingeld. Ich bin ratlos? Warum nur? Was denken sich Volksläufer, die Kleingeld mit auf die Strecke nehmen? Dass Ganoven unmittelbar nach dem Startschuss die

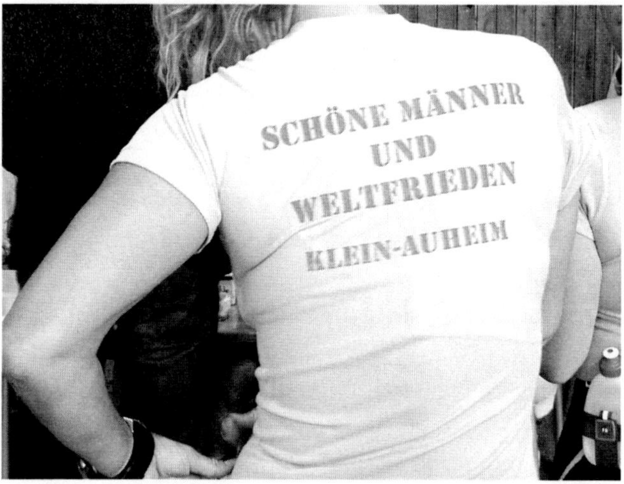

Umkleide entern, um Läufern 4 Euro 80 (in zwanzig Cent-Stücken) aus der Tasche zu reißen? Hat man ihnen nicht gesagt, dass die Verpflegung an der Strecke nichts extra kostet? Erwarten sie, unterwegs einzukehren, wie bei einer Bergwanderung? Ich weiß es nicht. Ich muss gelegentlich mal so einen Klingelbeutel fragen. Mein steinerner Begleiter im Schuh probiert jetzt alle Zehen als Unterschlupf durch.

Die Kilometerbeschilderung ist nach dem Countdown-Prinzip beschrieben, was viele Läufer irritiert. Da steht etwa: „noch 9 km“. Mir ist das recht. Ich zähle in meinem Kopf ohnehin gerne herunter. Für heute habe ich mir eine besondere Rechnung ausgedacht, die ich immer dann anwende, wenn Schlaffheit droht und ich mir meiner Form nicht sicher bin. Mein Zeitziel für heute ist verhalten: Ich möchte weniger als 2 Stunden

brauchen. Jetzt arbeite ich auf den Kilometer hin, ab dem ich dieses Ziel erreiche, selbst wenn mir durch einen Einbruch von da ab nur noch ein Tempo von 6 Minuten/km möglich sein sollte. Bei km 13 ist es soweit: Wenn ich ab jetzt im 6er Schnitt weiter schlunze, komme ich immer noch unter 2 Stunden rein. Herrlich. Alles andere ist jetzt Kür. Und der Stein ist weg. Keine Ahnung, wohin der sich verkrochen hat.
Inzwischen sind die 10-km-Läufer an uns vorbeigezischelt, die 20 Minuten später gestartet sind. Ich mag das gern, schnelleren Läufern zu begegnen. Es ist ein schönes Unterhaltungsprogramm, wenn dünne Jungs mit Flatterhosen an einem vorbeihechten. Man kann auch gleich einen Siegertipp abgeben. Am Rand der Strecke stapft gerade ein Fotograf durch die Brennnesseln. Er hält vermutlich Ausschau nach der ersten Frau der 10er. Bedauere, nein.

Jetzt läuft ein Läufer mit einem Saucony-Shirt vor mir. Obwohl der Hersteller Unmengen Werbegeld investiert hat, um mir beizubringen, wie man ihn ausspricht, vergesse ich es immer wieder. Sossoni? Sokoni? Ich würde ja den T-Shirt-Besitzer fragen, aber der ist verkabelt. Weiße Schnüre hängen aus seinen Ohren. Wenigstens muss er so Mr. Viereuroachtzig nicht hören.
Ich rechne bei jedem Kilometer meine mögliche Zielzeit aus, immer unter der Prämisse, dass ich auf der Stelle nur noch einen 6er-Schnitt würde laufen können. So wird die Zeit mit jedem Kilometer besser. Noch wage ich nicht zu prognostizieren, dass ich mein Tempo

halten kann, obwohl ich im Grunde weiß, dass jetzt nicht mehr viel passieren kann. Noch vier Kilometer Schneisensightseeing. Ein bisschen Wasser habe ich unterwegs getrunken, die letzte Station lasse ich aus. Ich mag jetzt nicht mehr wieder anlaufen müssen. Ich ziehe an „Schöne Männer und Weltfrieden" vorbei und an vielen anderen auch. Das geht einfach so. Die Body-Memory funktioniert, mein Körper kennt die Strecke. Das mit dem Kontrahieren hat er noch nicht vergessen. Die Stadionrunde braucht noch einmal etwas Kraft, aber das ist der Fluch aller Stadionrunden. Ich holze mit 1:54:40 und einem triumphierenden Steinchen am großen Zeh ins Ziel.

Das dichte, weiche Gras des Stadions riecht, als hätte man „Eau de Rasen" darauf versprüht. Hier liegt es sich hervorragend, während man darauf wartet, dass Getränkenachschub geholt wird. Hier lässt es sich auch hervorragend barfuß auslaufen, nachdem man das piesakende Steinchen aus dem Schuh gebastelt hat. Es folgt das Obertshausenritual: Kuchen und Kaffee holen, mümmeln und Bambini-Läufe gucken, bei denen winzige Kinder von gigantischen Startnummern beinahe völlig verdeckt werden. Und da ist sie dann doch wieder. Die ganze, maximale Welt des Laufens. Ohne jedes Sub.

Von der Unterhose des Verderbens und dem Alpenveilchen des Grauens.

Der 15-km-Lindenseelauf in Rüsselsheim (2009).

Deutschland im November. Zum Auswandern. Überhaupt Deutschland. Regen, immer nur Regen. Und grau und trist. Und alle sind depressiv und essen schon seit August Lebkuchen gegen die Depression. Nur wegen des Wetters. Das weiß doch jeder. Dabei ist es in Wirklichkeit frei erfunden.

Seit Jahren laufe ich im November in Rüsselsheim den Lindenseelauf mit. Geregnet hat es noch nie. Ich laufe auch die Winterlaufserie in Hofheim-Lorsbach, beinahe alle zwei Wochen, den ganzen Winter hindurch. Es regnet selten. Manchmal schneit es und das ist schön. Von meinen über 160 Volksläufen sind mir etwa eine Handvoll im Gedächtnis geblieben, bei denen es regnete. Ich kenne keine Läufer, die hartnäckig über das Wetter jammern. Vielleicht, weil sie wissen, dass sie, übers Jahr gesehen, ihren Regenläufen eine Unmenge Sonnenläufe entgegensetzen können. Und dass gegen Depressionen kein Lebkuchen der Welt helfen kann – wohl aber laufen.

Heute laufe ich in Rüsselsheim. Es ist November, es sind 15 Grad und die Sonne scheint. Und nicht einmal die Architektur von Rüsselsheim könnte mich zum Auswandern bewegen. Bevor es los geht, mache ich in der Sporthalle der Albrecht Dürer Schule ein paar Fotos. Ich mag die seltsamen Schilder und Zettel in

Schulen. Auf denen Hausmeister nicht mehr Hausmeister genannt werden, sondern „Gebäudemanager". Und ich mag die interessante Atmosphäre eines improvisiert wirkenden, aber doch gut durchorganisierten Events.
Manchmal begegnet mir auf einer solchen Volkslauf-Fotosafari deutliches Misstrauen. Warum ich die Fotos mache? Und für wen? In Nidderau wurde ich einmal gebeten, keine Fotos der Verpflegungspreisliste zu machen (Kaffee: 0,80 €, Kuchen 1 €), mit der Begründung, ich könnte etwas „für die Konkurrenz ausspähen". Auch in Rüsselsheim ist man skeptisch. „Machen Sie damit Werbung?" fragt man mich. „Ja", sage ich, „für den Lauf." Das wird erst einmal nicht geglaubt. Möglicherweise geht die Vermutung dahin, ich könnte das Foto eines Vereinslaufshirts (das heute zum reduzierten Preis von 1,50 € angeboten wird) bei ebay verkloppen und damit richtig Asche machen. Dabei ist darauf ein Elefant abgebildet („Rüsselsheim"!) und ich kenne leider nur wenige Läufer, die sich mit einem Tier identifizieren, dass 7.000 Kilo wiegt. Aber lustig ist das T-Shirt schon, das muss ich zugeben.

Wir treffen nette Menschen und das Wetter wird immer besser. Noch besser. Wir tragen kurze Hosen und ich bin froh, dass ich an meine Sonnenbrille gedacht habe. Doch dann, beim Einlaufen, bemerke ich etwas zutiefst Unangenehmes. Ich trage eine Unterhose des Verderbens. Durch eine Asynchronität im Waschrhythmus stand mir heute morgen nicht die Unterhose des himmlischen Friedens zur Verfügung, die ich sonst bei Volksläufen am Liebsten trage. Sie ist von Falke und wurde mir bei der New Yorker Marathonmesse aufgeschwatzt, als ich in einem Zustand wirtschaftlicher Unzurechnungsfähigkeit war. Sie ist großartig und jetzt vermisse ich sie schmerzlich. Unterhosen des Verderbens haben die Eigenschaft, sich nicht sofort als solche erkennen zu geben. Man kann mit ihnen problemlos den Alltag bestreiten – bis man versucht, mit ihnen zu laufen. Dann beginnt ein verzweifelter Kampf, dessen Sieger von vorneherein feststeht. Das Übelste an dem verabscheuungswürdigen Textil ist, dass es seinen eigentlichen Job völlig außer Acht lässt. Anstatt die Pobacken ordentlich zu bedecken, bewegt es sich in Regionen, die es überhaupt nichts angehen. Es gibt Wanderbaustellen und Wanderheuschrecken. Aber das ist alles nichts gegen eine Wanderunterhose. Und genau eine solche Plage habe ich heute am Hals. Beziehungsweise am Hintern. Nein, schön ist das nicht.

Wir schreiten zum Start und ich versuche, nicht weiter an Bekleidungsfragen zu denken. Statt dessen denke ich an den Song „Ain't no mountain high enough", der mir komischerweise seit heute morgen nicht mehr aus dem Kopf geht. Dabei gibt es hier überhaupt keine Mountains. Nach einem kurzen Stück durch den Ort landet man im Wald. Der Wald an sich ist im Grunde ein ganzjähriges Läuferglück. Im Frühjahr sieht man hier die erwachende Natur, im Sommer ist es nicht so heiß, im Winter vergisst man im Wald alles andere und

im Herbst ist der Wald sowieso der allergrößte Hit. Auch in Rüsselsheim gibt es überall blätterbedeckte und gerade Wege, die „Belauf mich, belauf mich!“ rufen. Gelegentlich kommt zwar ein tief hängender Flieger vorbei, aber da ich nicht hier wohne, empfinde ich ihn eher als Unterhaltungsprogramm. Nach einem Kilometer zieht eine junge Frau vor mir ihre Jacke aus und bindet sie sich um die Hüften – eine Gewohnheit, die ich normalerweise höchst albern finde (dass die Jacke zu warm ist, hätte man auch beim Einlaufen mühelos feststellen können). Jetzt bin ich aber fast ein bisschen neidisch. Hätte ich jetzt auch eine Jacke, wäre ich sicher, dass niemand Zeuge meines Kampfes mit der Unterhose des Verderbens werden kann. Nicht dran denken, Frauschmitt, einfach nicht dran denken.
Die Wege sind wirklich ein Traum. Es gibt kaum Wurzeln, wenig Schottersteinchen oder Tannenzapfen. Der Wald ist hier wie eine riesengroße Aschenbahn. Entsprechend schnell kann man laufen. Wenn man kann. Ich kann ja nicht so richtig, weil ich mich erst aus meinem mehrmonatigen Trainingsloch arbeiten muss. Noch immer laufe ich viel zu wenig. Heute fühle ich mich allerdings ganz passabel. Wäre da nicht … aber ich will nicht klagen.

Nach wenigen Kilometern läuft eine Dame in knallrosa neben mich. Sie hat einen entschlossenen Schritt und das gefällt mir. Vielleicht kann ich ja dranbleiben. Ich wähle ebenfalls eine entschlossene Gangart und so fegen wir an einem Läufer nach dem anderen vorbei. Wiedersehen macht hier bekanntlich keine Freude und so hoffe ich inständig, dass meine Kühnheit nicht bestraft wird. Immerhin laufe ich jetzt schon mehrere Kilometer im Tempo von 5,1 min/km. Wir laufen an eine Dame heran, die ein ebenso knallrosafarbenes Oberteil trägt, wie meine Pink Lady. Vielleicht hat man das jetzt ja. Wir überholen sie, wie viele andere auch, doch das sieht die Dame gar nicht ein. Sie gibt Gas und setzt sich wieder vor mich – um danach deutlich abzubremsen. Wer geglaubt hat, diese Verhaltensweise sei nur etwas für selbstwertarme Handelsvertreter auf Autobahnen, dem sei gesagt, dass auch harmlos aussehende Frauen zu solchen Idiotien fähig sind. Ich muss stark abbremsen und komme völlig aus dem Rhythmus, weil ich danach wieder anziehen muss, um um die Dame herum zu laufen. Ganz und gar unnötig. Pink Lady und ich ziehen unseres Weges. Doch dann fällt sie plötzlich leicht zurück. Ihren Platz nimmt eine andere Läuferin ein, die eine Jacke um die Hüften trägt. Beinahe möchte ich sie fragen, ob sie eine Unterhose des Verderbens trägt, aber ich lasse es lieber.

Das Tempo ist jetzt etwas langsamer geworden, aber ich bin sehr zufrieden. Schon lange war ich nicht mehr in einem solchen Tempo unterwegs und ich freue mich, dass es möglich ist. Pink Lady hat jetzt wieder zu uns aufgeschlossen und macht einen erholten Eindruck. Eine Verpflegungsstelle gibt es nicht, aber manchmal gelingt das ja auch so. Bei einem kleinen Anstieg an einer Brücke hat sie schließlich genug von ihren Begleiterinnen: sie gibt plötzlich Gas. Bis ins Ziel werde ich sie sehen können, sie kommt nicht so richtig weg. Aber ihr kleiner Zwischenspurt macht, dass ich sie nicht mehr einholen kann. Respekt. Dann bleibt mir nur, die Jackendame abzuschütteln. Man muss sich ja immer kleine Ziele setzen, die einen bei der Stange halten. Ich setze mich vor sie und spüre fortan ihre Gegenwart. Es gibt keine bessere Methode, um nicht nachzulassen. Doch dann überholt mich ein älterer Herr und liefert mir damit noch ein weiteres Ziel: Am Ende genug Luft für einen Konter zu haben. Wir kommen aus dem Wald und ich kann schon den Kuchen riechen. Und noch immer höre ich die Jacke hinter mir. Ich klappe den Mund weit auf und schalte auf Turbo. „Ain't no mountain high enough“ begleitet mich. Es gelingt. Ich lasse den Herrn und die Jacke hinter mir. 1:18:41. Heute reicht das für den 7. AK-Platz von 20. Vor zwei Jahren war ich sechs Minuten schneller. Aber mit einem vielfachen Trainingspensum. Ich bin vollkommen zufrieden. Die Unterhose des Verderbens habe ich auf den letzten Kilometern total vergessen. Mein Trainingspartner hat ebenfalls sein Ziel erreicht: Er hat seinen ehemaligen Briefträger abgehängt, der vor Jahren aus gesundheitlichen Gründen in Frührente ging und jetzt auf hohem Niveau Volksläufe bestreitet.

Wir treffen uns in der Halle zum obligatorischen Kuchenfassen und alles, was meine Stimmung jetzt noch trüben könnte, wäre die Tatsache, dass mein Trainingspartner einen Jahrhundertkuchen erwischt, wohingegen ich mit einem eher trockenen Backwerk vorlieb nehmen muss. Aber nicht einmal das stört mich.

Für die Siegerehrung brüllt der Moderator in ein Mikro, dass es nur so scheppert. Ich will gerade eine der Boxen mit dem Lautsprecher nach hinten drehen, als der Strom ausfällt. Erleichterung stellt sich im Publikum ein. Wir sitzen im Halbdunkel (es ist schließlich später Nachmittag), denken an den Advent und gar nicht mehr an den Moderator, bis der versucht, die Siegerehrung mit einem Megafon fortzusetzen. Doch dann geht der Strom wieder an – und sofort auf magische Weise wieder aus. Das Prozedere wiederholt sich mehrere Male und wir freuen uns an soviel Entertainment. Fieberhaft wird an der Ursache geforscht.

Ich mache im Dunkeln ein paar Fotos und lasse meinen Blick über die Prämien der Tombola schweifen, als ich plötzlich wie vom Donner gerührt stehen bleibe. Ich weiß jetzt, warum der Strom ausfällt. Es ist Sabotage. Von Geisterhand. Ein seltsames Lebewesen, nicht Mensch, nicht Tier, hat sich des Stromkreises bemächtigt. Ich weiß es, ich kann es spüren.
Es ist: das Alpenveilchen des Grauens.

Mit diesem Wissen können wir jetzt nach Hause fahren. Dort angekommen setze ich mich an den Computer, höre „Ain't no mountain high enough" und fühle mich verknallt. Dabei war ich nur Laufen.

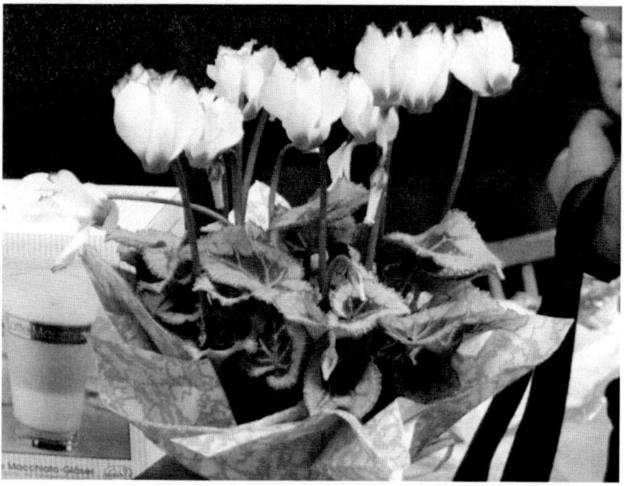
Macchiato-Gläser

Von Sonnenattrappen, Spinnenbeinen und halben Tassen.

Der Halbmarathon in Nidderau-Eichen (2010).

Die meisten Volksläufe in Deutschland gibt es im Süden Hessens. Das stand so vor ein paar Jahren zumindest bei Spiegel online. Während in anderen Gegenden der Republik also gelegentlich Volkslaufosteoporose herrscht, eine Löchrigkeit im Jahreskalender, ist die Volkslaufdichte in meiner Heimat beeindruckend. Die Kehrseite der Auswahl ist die Entscheidungsnot. An diesem Wochenende könnte ich samstags in Nidderau-Eichen einen Halbmarathon laufen und sonntags den 25km Mainuferlauf in Seligenstadt oder den Feldberglauf. Alle drei sind tolle Läufe. Samstags UND sonntags einen zu laufen ist mir unmöglich. Für ein heiteres Auslaufen sind weder der 25er noch der Berglauf geeignet. Mein Trainingspartner und ich wählen Nidderau. Der Halbmarathon ist lang genug, um sich auszupowern und dabei angenehm genug, um Spaß zu haben. Von allen drei Läufen ist er der kleinste und abgelegenste. Ein Schnuckelchen.

Nidderau-Eichen leistet einen wackeren Beitrag zur Volkslaufdichte der Region, hier finden nämlich gleich zwei Volksläufe im Jahr statt. Den einen veranstaltet die Freiwillige Feuerwehr, den anderen ein Sportverein, der TV Windecken. Der Wald in Nidderau ist groß und schön genug, um zwei unterschiedliche, attraktive

Strecken zu zimmern. Auf „profilierter Strecke". Wo die Strecke schon profiliert ist, kann man sich als Läufer nicht mehr profilieren und das beruhigt. Man kann es langsam angehen lassen. Es ist Samstagnachmittag und irgendwer hat eine Sonnenattrappe eingeschaltet. Es sieht aus wie Sonne, wärmt aber nicht. Nidderau war bereits mehrere Jahre der sonnenreichste Ort Hessens. Bestimmt wegen der Attrappe. Nervös hüpfen die Läufer am Sportlerheim auf und ab und wissen nicht, was sie anziehen sollen. Das Auge sagt „kurz", das Gefühl sagt „brrrrr". Die Startnummer in Nidderau kommt ohne Sponsorenaufdruck aus und hat deshalb ausnahmsweise einmal nicht das Format eines Kuchenblechs. Die wärmt also schon mal nicht.

In der Umkleidekabine liegen Sportschuhe im Papierkorb und ich bilde mir ein, sie dort schon einmal gesehen zu haben. Vielleicht ist es eine Dauerinstallation. Eines Tages werde ich vielleicht einmal eine Umkleidekabinen-Fotoserie machen. Umkleiden bei Volksläufen bilden ein wahres Kuriositätenkabinett. Sie sind kalt und muffig, fensterlos und eng. Sie haben mit Glück eine einzige Steckdose und halbblinde Spiegel, in denen man aussieht wie Gemälde von Picasso. Aus ihren Duschen tröpfelt ein arktisches Rinnsal, Toiletten sind selten vorhanden und wenn, dann ist es eine Kabine, deren Tür nicht mehr richtig schließt und deren Spülkasten auf Druck die Wassermenge vom Volumen eines Cognacschwenkers freigibt. Davor stehen 47 Frauen. So ist das beinahe immer.

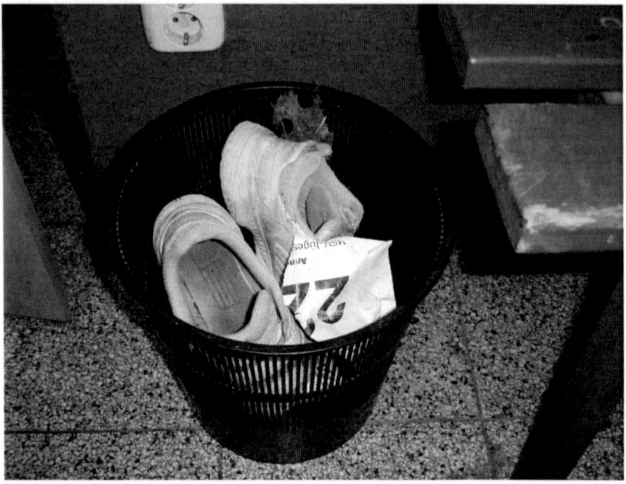

Ich werfe meine Tasche in die Ecke und starre neidisch auf die Beine einer Spinne, die hier wohnt. Die hat's gut. Kann schnell rennen und hat nie Muskelkater. Und muss sich nicht mit solchen Albernheiten herumschlagen wie 3/4-Hosen. Ich probiere heute das erste Mal eine zum Laufen aus, sonst ziehe ich sie nur zum Rudern an. Eigentlich finde ich die Dinger doof, aber noch doofer wäre es, immer noch lange Hosen tragen zu müssen. Die kann ich einfach nicht mehr sehen. Wir laufen uns ein und wie immer bei Nachmittagsläufen bin ich ganz durcheinander. Vorm Lauf zu essen ließ sich hier nicht vermeiden und ich hoffe, dass der zeitliche Abstand ausreicht. Mein Magen läuft lieber leer. Überall im Wald sind Sägespäne aufgestreut, die auf die Strecke hindeuten, auch der Start ist einfach aufgestreuselt.

Kein Transparent, keine Zeitnahme deutet darauf hin, dass hier gleich Großes stattfindet. Das liegt daran, dass das Ziel an einer anderen Stelle ist als der Start. Aha! Erst starten die 5-km-Läufer, aber da wir mal wieder nicht richtig aufgepasst haben, halten wir sie für 10er. Danach kommen wir. Der Halbmarathon heißt „Ralf Pagels Gedächtnislauf". Ich weiß leider nicht, wer Ralf Pagels war. Bei Google findet sich in erster Linie ein Wasserbettenverkäufer ähnlichen Namens, der wird es wohl nicht sein.
Das Feld des Halbmarathons ist klein, etwa 150 Läufer machen sich auf den Weg. Es dauert nicht lang, da geht es auch schon bergauf. Da ist es schon, das Profilierte am Streckenprofil. Ich bin hier länger nicht mehr gelaufen, deshalb habe ich das Profil nicht im Kopf. Ich versuche einfach, vorsichtig zu laufen. Es geht mir gut und die Sonnenattrappe ist gut fürs Gemüt. Der Wald riecht phantastisch. Überall ist frisches Holz geschlagen. Und überall liegen Pfeile aus Sägespänen. Verlaufen unmöglich. Ein Mädchen mit einer roten Jacke überholt mich und setzt sich vor mich. Sie drosselt ihr Tempo und ich sitze ihr fast in den Hacken. Volkslaufen ist manchmal ein bisschen wie auf der Autobahn. Es gibt immer diese Dussel, die sich nicht vorstellen können, was hinter ihnen passiert. Ich laufe neben die rote Jacke, damit ich sie nicht am Ende noch trete. „Der Berg ist vorbei, jetzt angreifen!" ruft der Streckenposten und ich vermute, er tut es, um sich ein bisschen zu belustigen. Weder ist der Berg wirklich vorbei, noch mag ich bei km 4 angreifen. Wen auch? Ich habe doch noch gar keinen Überblick.

Mich überholt ein sehr schwerer, großer Mann, der nach Leberwust riecht. Keine Ahnung, wie er das hinbekommt. Es ist eindeutig Leberwurst. Grobe Pfälzer. Ich lasse ihn besser mal davonziehen.
Mein Magen reagiert ohnehin schon etwas verblüfft darauf, dass er mit Inhalt laufen soll. Obwohl meine Mahlzeit über 3 Stunden zurückliegt, kneift es mal hier und mal dort. Schon bald gibt es etwas zu trinken und heute greife ich gern zu. Vielleicht hat mich die virtuelle Leberwurst durstig gemacht. Ich schüttle die rote Jacke ab und schiebe mich weiter bergauf.
Überall zwitschert es und winzig kleine hellgrüne Blättchen tun so, als wären sie schon erwachsen. Es ist sowas von Frühling. Der Weg im Wald ist für mich völlig undurchsichtig. Die Schneisen verlaufen nicht gerade sondern schief und krumm und sie haben attraktive, langgezogene Kurven. Es ist immer wieder toll, auf einer fremden Strecke zu laufen, sich aber um nichts kümmern zu müssen. Eine Zeitlang laufen vor mir drei Triathleten, die sich über Trainingslager, Laservermessung und alles Mögliche unterhalten, bergauf, als wäre es nichts. So etwas verblüfft mich immer wieder. Aber dann zieht sich das Feld weit auseinander, auch die drei Hörbücher auf Beinen verschwinden aus dem Blickfeld. Mein einziger Fixpunkt ist ein grünes T-Shirt, das Frau und Kinder an der Strecke begrüßt. Nach einem kleinen Asphaltstück geht es einen verwunschenen Waldpfad entlang. Mal wieder bergauf. Bergabpassagen gibt es natürlich auch, aber sie sind nie lange und besonders erholsam. „Das sieht sehr gut aus“ sagt ein

Streckenposten und ich finde es schön, selbst wenn es gelogen ist. Von Zeit zu Zeit kommen mir 10-km-Läufer entgegen, was ich nicht verstehe, weil ich ja denke, dass sie vor mir gestartet sind. Rolf Gerhard Klos ist wieder dabei, der in der M80 startet. Ich hoffe, dem ruft man auch zu, dass er gut aussieht. Das wäre nämlich gar nicht gelogen. Herr Klos sieht großartig aus. Langsam wird es Zeit, sich über eine mögliche Zielzeit Gedanken zu machen. Unter 2 Stunden, das wäre schon schön. Aber das ist derzeit schon die Zielzeit für einen flachen Halbmarathon. Wie soll das bei diesen Steigungen gehen? Die 10 km habe ich nach knapp 57 Minuten passiert. Und ich weiß nicht, was noch kommt. Wie viele Steigungen lauern noch vor dem Ziel? Ein paar der Menschen, die mich vorhin überholt haben, habe ich inzwischen schon wieder eingesammelt. Auch an der Leberwurst bin ich vorbeigezogen. Jetzt arbeite ich an dem grünen T-Shirt. Aber erst noch mal trinken. Boah, tut das gut. Weiter geht's. Zack, das grüne T-Shirt ist kassiert. Das war ja einfach. Die nächsten km verbringe ich mit Laufen und Rechnen. Ich muss die letzten drei Kilometer unter 5:30 bleiben, dann kann es gelingen. Das versuche ich. Man muss es immer wenigstens versuchen. Bei km 19 scheint es aussichtslos. Das schaffe ich niemals. Jetzt beutelt mich die Moral. Es tut schon mächtig weh und ein wippender Pferdeschwanz zieht an mir vorbei. Unmöglich, dranzubleiben. Ich schaff's nicht.

Wenn ich's eh nicht schaffe, warum quäle ich mich dann noch? Ich könnte jetzt ganz gemütlich ins Ziel traben. Ich schaff es eh nicht. „Noch 700 Meter“ ruft der Streckenposten und ich schaue wieder auf die Uhr. Oh Mann, ist das schrecklich knapp. Vielleicht geht es doch. Meine Lunge macht schon komische Geräusche. Ich öffne den Mund ganz weit, bilde mir ein, es würde helfen. Von weitem sehe ich die Zeitnahme. Wieder der Blick auf die Uhr. Noch ist es möglich. Versuch’s. Mach einen Spurt. Ich gebe Gas und rausche ins Ziel. Die Uhr sagt: 1:59:54. Hätt‘ ich mich ja gar nicht so hetzen müssen. Ich hätt‘ ja noch 5 Sekunden Zeit gehabt. Ich bin völlig im Eimer. Sofort wird es eiskalt und wir sehen zu, dass wir schnell ins Warme kommen. Ich schleppe mich zu meiner Spinne und erzähle ihr von meinen Abenteuern. Sie nickt anerkennend und verweist mich darauf, dass die Duschen heute heiß sind.

Am Kuchenbuffet muss man sich anstellen. Eine der Kaffeemaschinen hat sich verabschiedet und so wird der Kaffee streng rationiert. Jeder kriegt nur eine halbe Tasse. Wir mümmeln unseren Kuchen, während es immer kälter wird. Nicht etwa nur Windjacken-kalt, sondern Rote-Nasen-kalt. Wir bibbern der Siegerehrung entgegen, denn mein Trainingspartner ist Zweiter seiner Altersklasse geworden. Dafür bekommt er eine Urkunde, ein Ladegerät und Batterien. Mit denen man alles machen kann, außer sie in das Ladegerät zu stecken. Sie sind nicht wieder aufladbar. Vielleicht mache ich irgendwann auch einmal eine Serie über die schönsten Volkslauf-Geschenke.

Die Einsamkeit des Kurzstreckenstreusels.

Der 10-km-Lauf in Bonames (2011).

Ein 10er geht immer. Das sagen Läufer zumindest oft und meinen damit die bedeutungslose Schnödigkeit einer Strecke, die aus gerade mal 10 Kilometern besteht. Dabei ist das gelogen. Es sind leicht hunderte von Situationen vorstellbar, in denen ein 10er gar nicht geht. Wenn man tot ist zum Beispiel. Oder sich so fühlt. Oder beides zusammen. Oder eben, wenn man verletzt ist. Was aber nichts heißt, da Läufer meistens verletzt sind, weswegen sie versuchen, nicht in den Schmerz hinein zu laufen, sondern lieber aus ihm heraus. Ob ich heute verletzt bin, weiß ich nicht so genau, denn ich war immer noch nicht beim Arzt. Aber meine Fersen fühlen sich so an, als wollten sie wenigstens für ein paar Stunden ihre schmerzvolle Existenz vergessen. Deshalb trete ich heute beim 10-Kilometer-Lauf in Bonames an.

Ich war schon oft in Bonames, aber eher für den 15-Kilometer-Lauf. Das Schöne ist, dass man hinterher genauso viel Kuchen essen darf, egal, ob man 10 oder 15 km gelaufen ist. Denn in Bonames gibt es immer reichlich davon, ich versteige mich sogar zu der Behauptung, in Bonames gibt es den besten und reichlichsten Streuselkuchen aller Post-Race-Kuchenschlachten des gesamten Hessischen Volkslaufkalenders.

Heute reise ich mit der U-Bahn an, die nach Bonames aber überirdisch fährt und deshalb Ü-Bahn heißen müsste. In der Ü-Bahn treffe ich den Stöhnläufer, der bereits in seinem charakteristischen beigefarbenen Laufhemdchen dem Triumph entgegenfährt. Denn der Stöhnläufer ist schnell. Er sitzt auch schnell, weshalb er zu schwitzen beginnt und flugs das beigefarbene Laufhemdchen (das in einem früheren Leben weiß und ein Unterhemd war) auszieht. Es kommt mir vor, als wären wir allein im Abteil, der Stöhnläufer, das Hemdchen, der Schweiß und ich. In Bonames angekommen habe ich – obgleich nicht einmal gestartet – ein erstes mentales Tief überstanden.
Ich melde mich nach (Voranmeldung ist nur was für Unverletzte) und halte nach einer Bekannten Ausschau. Ich treffe diesen und jenen, aber nicht selbige. Schade. Der 15er startet früher und ich tapse hinüber zum Start an der Niddawiese, wo für gewöhnlich ein kleines Warm-up statt findet. Heute aber leider nicht, da der obligatorische Vorturner schon im Urlaub weilt. Ich laufe ein wenig sinnlos auf und ab. Anders als angekündigt werde ich dabei besonnt. Das Wetter ist prima. Der Stöhnläufer wird mächtig stöhnen müssen, wenn die Temperaturen weiter so steigen. Der Startschuss der 15er ertönt und zurück bleiben zwei entvaterte Familien mit Hund. Und natürlich wir. Die Schluffis, die nur 10 Kilometer laufen. Lächerlich. Darüber allein einen Bericht zu schreiben!
Nach einer zähen Phase des Einlaufens, Wolkenbetrachtens, unmotivierten Dehnens und Gähnens dürfen

endlich auch wir. In meinem Blut schwimmt kein Fitzelchen Adrenalin. Auch das muss man irgendwie üben: Volkslaufen, wenn man weiß, man will langsam sein. Wenn man weiß, es geht um nichts. Wenn man einfach nur dabei sein will. Bei einem Marathon ist das normal, ich laufe meistens mit diesem mentalen Vorzeichen Marathon. Aber bei einem 10er? Verletzt sein ist doof.

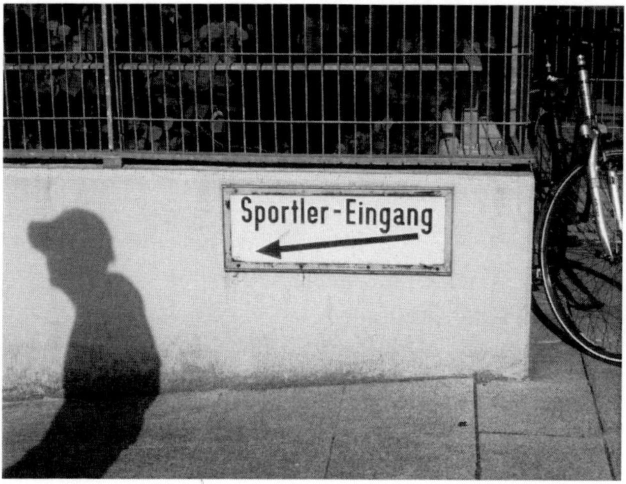

Wenn man dann erst einmal läuft, geht alles wie von selbst. Man läuft, so schnell die Ferse will und lauscht auf die tappelnden Schritte der anderen. Warum ist das nur so schön, dieses Geräusch von weichem Kunststoff auf Asphalt? Tappel, tappel tappel. Wir sind unterwegs. Laufen erst mal ein bisschen in die eine Richtung, um ein Hütchen herum und dann wieder in die andere

Richtung. Nicht so ein Riesenknaller, eigentlich. Wie soll man das jemandem erklären, wie toll das sein kann, um ein Hütchen herum zu laufen? Allein die Schräglage, auf die man sich schon vorher freut – so ein Hütchen will schließlich genommen werden, ohne dass es einen aus der Kurve trägt. Und: Was wird der Streckenposten sagen, der am Hütchen steht, wenn man dort ankommt? Wird er überhaupt etwas sagen? Die Kunst ist, gerade dann das Hütchen zu umlaufen, wenn der Streckenposten „Auf geht's!“ oder „Das sieht gut aus!“ ruft. Er kann es ja schließlich nicht bei jedem einzelnen rufen, also muss man Glück haben. Das mit dem Hütchen ist auf jeden Fall eine Wissenschaft für sich. Nach vielen Jahren des Hütchen-Umlaufens erwäge ich, ein Buch darüber zu schreiben. Aber jetzt muss ich erst mal ins Ziel kommen. Der Weg dorthin führt mich durchs Grüne, immer an der Nidda entlang. Der Bonameser Volkslauf findet immer an Fronleichnam statt, in diesem Jahr später als sonst. Die Felder sehen also ein bisschen anders aus, als sie sonst hier aussehen, die Natur ist ein Stückchen weiter. Interessant.

Und die Sonne steht höher. Obwohl es nicht besonders warm ist, komme ich doch ziemlich ins Schwitzen. Überall sieht man die Finisher-Shirts des Chase-Firmenlaufs, dem großen Massengerumpel mit anschließender kollegialer Genitalabmessungsanalyse. Darüber hinaus gibt es bezüglich der Laufmode heute nichts Außergewöhnliches zu berichten. Außer vielleicht zu den Schuhen von Chirunner Thomas, die ihr

Leben als herkömmlicher Laufschuh begannen und voraussichtlich als Sandale beenden werden, weil sich ihr Mesh großflächig auflöst. Ist ja aber auch luftiger im Sommer.

Während ich so vor mich hin trabe und noch denke, wie langsam ich bin, laufen die ersten Übergewichtigen an mir vorbei, gefolgt von mehreren Greisen, die heute den Pacemaker für ihre Mütter geben. Rollatoren und Gehböckchen passieren mich, ihre Nutzer haben dabei ein lockeres Liedchen auf den Lippen. Als das erste Pflegebett an mir vorbeigeschoben wird, überlege ich, das Tempo ein wenig anzuziehen. Meine Überlegung bleibt in einem dichten Gegenwind hängen, der nun aufkommt und uns zwar angenehm kühlt, uns aber auch Kraft aus den morschen Knochen saugt. Ich bleibe bei meinem Tempo, das irgendwo bei 5:45/km liegt. Gut Ding will Weile haben. Stattdessen freue ich mich über ein Stückchen Hausstrecke, das ich nun belaufen kann. Hier war ich länger nicht mehr und es ist schön zu sehen, dass alles noch da ist. Der Weg, die Felder und die schwankenden Sonntagsradfahrer mit Radlerhose (Tchibo), Handschuhen (Aldi), Helm (Lidl) und Kind (Sören auf Puky). Es wird langsam Zeit für den Kuchen.

Nun muss nur noch ein kleiner Hügel bezwungen werden. Ich schraube mich die kleinen Serpentinen hinauf und bin längst nicht so platt wie sonst an dieser Stelle. Auch mal schön. Ins Ziel eilen und gefühlte 8 Becher Wasser trinken ist jetzt eins. War doch warm.

Die Kuchenstücke gleichen in Größe und Gewicht etwa einer handelsüblichen 1-Liter-Milchpackung und so wählt man besser nur eins. Das ist die größte Tragödie dieses Tages: Fünf der weltbesten Streuselkuchen zur Auswahl haben und nur ein Stück essen können. Mit meinem Schneckenlauf werde ich sogar noch 3. meiner Altersklasse, hier besteht also dagegen kein Grund zum Gram.

Traurig ist nur, dass ich nicht tags drauf beim Eppsteiner Burglauf antreten kann. Der besteht zwar sogar nur aus 7,777 Kilometern, das aber dafür mit etlichen Höhenmetern. Gift für die Fersen. Bonames muss also eine Weile vorhalten – bis die Sehnen wieder wollen, muss ich weiter vorsichtig sein. Am besten, ich nehme mir gleich den Volkslaufkalender vor. Ein 10er geht ja immer.

Guten Abend, gut' Nacht.

Der Pfingstlauf in Schwanheim (2012).

Der Heilige Geist ist kein Läufer. Zumindest nicht, wenn man bildlichen Darstellungen Glauben schenken darf. Dort ist er immer fliegend unterwegs. Es bleibt also ein Rätsel, warum es zu Pfingsten so viele Volksläufe gibt. Eine Flugschau wäre naheliegender. Aber Sportvereine sind ja stets skrupellos, wenn es um die rücksichtslose Ausbeutung von Anlässen in ihrem Sinne geht. Kaum ist mal irgendwo ein Tag arbeitsfrei, drückt mit Macht ein Volkslauf in den Kalender.

Seit ich selbstständig bin, weiß ich nicht mehr genau, wann eigentlich arbeitsfrei sein sollte und so übersehe ich auch schon mal einen Volkslauf. Vor allem, wenn er abends stattfindet. Wer volksläuft schon abends. Den Schwanheimer Pfingstlauf habe ich folgerichtig vergessen und bin deshalb morgens gelaufen. Morgens muss man sich keine Gedanken machen, wann man isst und ob man Wimperntusche trägt, die mitlaufen möchte. Man duscht auch nicht zwei Mal am Tag. Man steht auf, läuft und dann fängt der Tag an. Als ich nach dem Laufen geduscht und gewimperntuscht war, bereit zum Frühstück, entdeckte ich den Schwanheimer zufällig im Internet. Ich war dort noch nie. Normalerweise pfingstlaufe ich montags morgens in Kelkheim Hornau, dort ist es wunderbar, und es stimmt einfach alles.

Dieses Jahr passt aber der Termin nicht so gut. Frankfurt-Schwanheim wäre eine Alternative.
Bei mir geht es derzeit um nichts, außer ums verletzungsfreie Dumdideldumlaufen und deshalb ist es eigentlich egal, dass der Volkslauf an diesem Tag meine zweite Etappe wäre. Es ist ja nur ein 10-km-Lauf, den kriege ich immer hin. Morgens waren es 11 km, es wäre also ein Halbmarathon mit einer kleinen Unterbrechung durch Duschen, Frühstücken und Einkaufen. Vielleicht sollte man das ohnehin mal als eigene Disziplin anbieten. Am Nachmittag mache ich mich auf nach Schwanheim. Die Schwanheimer drucken auf alles, was sich bedrucken lässt, einen wunderschönen weißen Schwan. Dabei kommt ihr Ortsname eigentlich von „Sweinheim“ und überall müssten dicke Wutzen abgedruckt sein. Aber das wäre natürlich nicht so schick. Die Wutzen suhlten sich früher im Wald, davon hat Schwanheim immer noch reichlich. Statt Borstenvieh werden heute dort Läufer durchgetrieben. Die graben den Boden nicht so auf, fressen keine Eicheln, trinken dafür aber mehr, besonders bei 27 Grad. Der TGS Schwanheim ist darauf aber eingerichtet. Der diesjährige Lauf ist ein Jubiläumslauf und steht obendrein unter dem Motto für oder gegen Zivilcourage, so genau weiß ich das nicht mehr, denn das Motto spielt vor Ort nicht wirklich eine große Rolle.
Für das gemütliche Beisammensein, wie es in der Fachsprache von Vereinen heißt, haben die Schwanheimer ein wunderschönes Plätzchen unter alten Eichen ausgesucht. Die Sportanlage ist von großer Lieblichkeit.

Als ich ankomme, sieht es mehr nach Biergarten aus als nach Volkslauf. Wie oft bei solchen Gelegenheiten denke ich, man könnte viel Zeit sparen, wenn man sich gleich das Weizen greifen und den Lauf sparen würde. Morgens denke ich das nie.
Ein paar der üblichen Verdächtigen sind gekommen und auffallend viele junge Menschen. Um 17 Uhr scheint der ein oder andere doch ausgeschlafen zu haben. Wir starten auf einer Asphaltstraße im Wald und der Untergrund bleibt auch erst einmal geteert. Speziell für Volksläufe im witterungsunbeständigen Frühjahr hat man hier eine Fußbodenheizung eingebaut. Obwohl die Sonne scheint, wurde allerdings vergessen, sie abzuschalten. Mit der Wärme von oben und unten fühle ich mich wie in einem Falaffelbrotröster. Glücklicherweise geraten wir bald auf einen Waldweg, der scheinbar keine Fußbodenheizung hat und es wird besser. Die Strecke ist nicht eben aufregend, es sei denn, man findet Wald per se spannend, was durchaus gerechtfertigt ist. Darüber hinaus aber bietet der Kurs gefühlte 3 Höhenmeter Unterschied und er besticht durch eine gewisse gleichförmige Schneisigkeit, aus der es allerdings reizend zwitschert. Damit es unterwegs wenigstens ein bisschen Action gibt, läuft man erst eine Schleife nach Westen, kommt dann ganz nah am Ziel vorbei und läuft dann eine Schleife nach Osten. Eine Art gebundener Streckenschnürsenkel. Ich trabe mich ein.

Meine Mitläufer sind heute wenig unterhaltsam. Sie erzählen sich nicht gegenseitig ihre Lebensgeschichte und tragen erschütternd normale Laufkleidung. Nur einige Laufröcke kann ich sichten, den Trendholzweg der Laufmode. Aber bitte. Jede wie sie mag. Bei km 3 rast plötzlich eine Maus neben mir her. Sie trägt keine Startnummer und ich frage mich, was sie an einem Samstag zu derartiger Eile antreibt. Schließen die Mausgeschäfte um 17:30 Uhr? Muss sie noch Sachen aus der Reinigung holen? Läuft ihr Parkticket ab? Die geschäftige Maus nickt mir trotz ihrer Geschwindigkeit freundlich zu und ich grüße zurück. Schwanheimer Mäuse sind sehr höfliche Tiere. Bei km 5 gibt es etwas zu trinken. Heute ist das wirklich angenehm. Außerdem stehen hier ein paar Fans, denn wir sind im Knoten der Strecke angekommen. Ein Sponsor nennt die Stelle „Jubelmeile", wobei nur der erste Teil des Wortes stimmt. Es sind mehr Jubelmeter. Der Begriff ist aber immer noch besser als „Stimmungsnest", das Lieblingswort entfesselter Marathon-Moderatoren, die vor einer trommelnden Familie am Streckenrand stehen. In jedem Fall jubelt es in Schwanheim bei km 5 und das ist ja auch ganz hübsch. Danach tauchen wir wieder in die Schneisen ein.

Inzwischen beschäftigen mich auch weniger die äußeren Eindrücke als mein Innenleben. Genauer gesagt, das in der Magengegend. Vor 3 - 4 Stunden habe ich gefrühstückt, eigentlich sollte das lange genug her sein. Aber ich bin nicht nur eine Morgenläuferin, sondern auch eine, die gern mit nahezu leerem Magen losstürzt. Ich hasse es, wenn ich Lebensmittel mit auf die Strecke nehmen muss, egal, wo ich sie transportiere. Im Internet erfahre ich später, dass Erbsenbrei, gebratener Hase, Beefsteak und Hering in Salzlake schon mal 4-6 Stunden im Magen liegen können, Kichererbsen, Ölsardinen und Schweinshaxe sogar 8 Stunden und mehr. Alles Dinge, die ich gewöhnlich frühstücke und so ist es kein Wunder, dass mich meine Innereien plagen. Der Magen hat offensichtlich den Platz mit der Lunge getauscht, sollte es zu einem Stülpvorgang kommen, schätzt er kurze Wege. Nein, schön fühlt sich das nicht an. Ich habe es ja immer gesagt: Wer morgens läuft, hat diese Probleme nicht. Nun ist es aber in jeder Hinsicht zu spät und ich muss sehen, wie ich ins Ziel komme.

Ich beginne mal wieder zu rechnen. Ein 5:30er Schnitt sollte es schon sein. Warum, weiß ich nicht, solche Limits setzt man sich ja ohne Not. Wahrscheinlich ist das auch der Grund, warum die Maus so schnell war. Reine Trainingsgeschwindigkeit. Bliebe das Müsli dort, wo ich es vor Stunden hingeschubst habe, ginge alles gut. Inzwischen ist mir furchtbar heiß und ich stelle mir vor, wie die Milch in meinem Bauch langsam zu kochen beginnt. Und Milch kann ja schon mal überkochen, wenn man nicht Acht gibt. Ich ächze ein wenig und erinnere mich selbst an den Stöhnläufer, der heute nicht hier ist. Vielleicht hat der ja auch immer zu spät gegessen. Als ich in das kleine Stadion einbiege, bin ich heilfroh, dass alles gut gegangen ist. 54:50. Gut gerechnet.

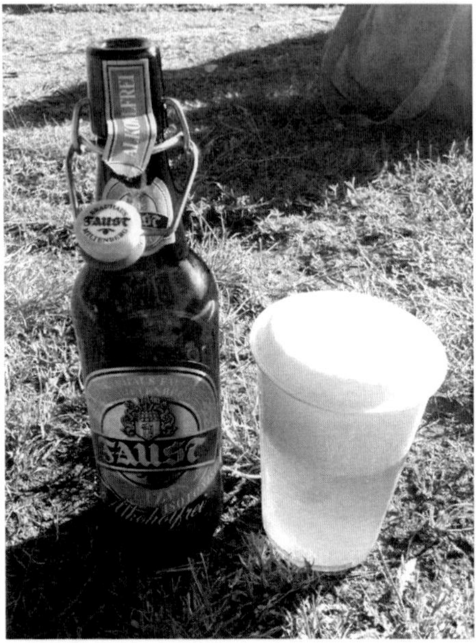

Nach Kaffee und Kuchen ist mir so spät nicht mehr, zumal er ohnehin vergriffen ist. Noch so 'ne Sache bei Abendläufen. Aber es gibt mein Lieblingsbier, was mein Magen und ich dankbar annehmen. In meiner Altersklasse erreiche ich mit meiner zweiten Tagesetappe noch Platz 10 von 29. Damit bin ich ganz zufrieden, auch wenn ich nicht eben geflogen bin. Aber ich bin ja auch nicht der Heilige Geist.

Das Schwitzen im Walde.

Der Eppsteiner Burglauf 2012.

Wenn euch jemand erzählt, der Eppsteiner Burglauf sei unvergleichlich, heißt es: aufgemerkt. Es könnte nämlich sein, dass dieser Jemand gar nicht den Erlebniswert des Laufs meint. Sondern dass er einfach nur die nackte Tatsache zitiert. Denn der Eppsteiner Burglauf ist unvergleichlich, da gibt es gar nichts dran zu rütteln. Er hat eine Strecke von 7,777 Kilometern (unvergleichlich), findet freitags abends statt (mindestens unüblich), man rast nach unten auf eine Burg zu, verheddert sich auf Altstadt-Treppen und schleppt sich dann wieder nach oben (total unvergleichlich) und man bekommt im Ziel ein Äpplerglas als Belohnung (sowas von unvergleichlich).

Es gibt jedoch einen Trick, wie man der Unvergleichlichkeit des Laufs aus dem Weg gehen kann: man muss ihn immer wieder laufen. Dann kann man Befindlichkeit, Wetter und Ergebnis aus dem letzten Jahr mit dem diesjährigen Lauf vergleichen. Vor allem Letzteres – denn mit einer einzelnen Zeit auf 7,777 Kilometern Bergstrecke kann man absolut nichts anfangen. Im vergangenen Jahr haben meine Achillessehnen und ich den Eppsteiner Burglauf geschwänzt. Dieses Jahr müssen wir ran. Nachdem mich eine liebreizende Laufkollegin vom Bahnhof geholt hat, komme ich trotz 28 Grad noch einigermaßen trocken oben am Sportplatz an. Vergleich: Vor zwei Jahren bin ich zu Fuß hinaufgestiefelt und wäre schon vor dem Start bereit für eine Dusche gewesen. Denn wenn es eines in Eppstein im Überfluss gibt, dann sind es topographische Gegebenheiten. Den Begriff habe ich vor zwei Jahren hier gelernt und er ist eine echte Läufer-Lebenshilfe. Dachte ich vor zwei Jahren noch: „Ach Du heilige Scheiße, ist das steil. Da muss ich jetzt rauf??“, denke ich heute nur „Sieh an, eine topographische Gegebenheit!“ Man läuft da gleich viel würdiger. Schneller nicht, aber die B-Note zählt ja auch. Obwohl mir nach dem Anpinnen der kuchenblechgroßen Startnummer doch der Schweiß zu rinnen beginnt, mache ich mich warm. Gäbe es einen „Lauf rund um den Hochhofen“, einen „Ätna Lava Run“ oder den „Höllenlauf zum Erdmittelpunkt“ – Läufer würden sich erst mal warm machen. Was soll man auch sonst tun? Würde man sich (oder gar andere) kalt machen, käme es ja gar nicht mehr zum Start. So aber sind wir alle schön warm, als wir dem Countdown lauschen. Los geht’s. Die Strecke ist, wie ich schon vor zwei Jahren berichtete, in erster Linie dazu da, die Läufer zu veralbern. Man läuft etwas bergauf, aber nicht lange. Dann ist man im Wald und läuft bergab. Das ist deutlich zu früh, um es als Entspannung wirklich genießen zu können oder gar ordentlich Stoff zu geben. Ob man einen guten oder schlechten Tag erwischt hat, kann man eigentlich nach 2 km noch gar nicht so richtig wissen. Also haushaltet man lieber mit den Kräften. Außerdem weiß man bei jedem Schritt bergab – das muss ich alles wieder rauf. So etwas kann ein wenig bremsen. Ich bevorzuge Gefälle eindeutig in der zweiten Hälfte der Strecke. Aber ätsch – is nich. Als ich unten angekommen bin, laufen bereits salzige Rinnsale an Schläfen und Nasenflügel vorbei. Es ist wirklich sehr warm.

Unten im Ort stehen die Fans und laufen die Heroes. Denn die Schnellen sind jetzt bereits auf der zweiten Runde. Die Glücklichen. Ich erinnere mich nicht mehr ganz genau an den Streckenverlauf, deshalb habe ich extra das Jubiläums-T-Shirt vom Burglauf vor zwei Jahren angezogen. Das wird es wissen. Ich frage mal vorsichtig an, wann es wieder bergauf geht. „Gleich", sagt das T-Shirt. Es hat vollkommen recht. Die Steigung beginnt ganz harmlos, zieht sich dann ein wenig über das Kopfsteinpflaster, an der Straße entlang und nach einer kleinen Biegung ist es vorbei. Dann wird es gemein. Ich laufe in einer Preislage, in der hier oft gegangen wird. Das ist mehr eine Stil- als eine Geschwindigkeitsfrage: Obwohl der Mensch vor mir geht und ich laufe, wird unser Abstand kaum geringer. Es ist einfach zu steil, oder ich zu langsam, wie man es nimmt. Aus den Rinnsalen sind Katarakte geworden. Mein Gesicht wird von Schweiß überspült. Am Ende der Steigung kommen ein paar Treppenstufen. Ich habe mir fest vorgenommen, sie dieses Mal laufend zu nehmen und so geschieht es auch. Noch ein, zwei Kurven, dann sind auch wir auf der zweiten Runde. Immerhin: ein paar Gehende habe ich überholt. „Das war gut", sagt das T-Shirt. „Das zweite Mal laufen wir die Treppen wieder!“ Tatsächlich weigere ich mich, auch nur einen Schritt zu gehen, obwohl ich die Stufen gar nicht mehr sehen kann. Die Triberger Wasserfälle stürzen jetzt von meiner Stirn und reißen die Wimpern mit nach unten. Ich bin froh, dass das T-Shirt den Weg kennt.

Als wir wieder im Wald sind, atme ich auf. Zwar fühle ich mich hier nach den letzten nassen Tagen wie im tropischen Regenwald. Aber Steigung im Forst – das kenne ich so gut, dass sich mein Läuferherz zuhause fühlt. Das hier kann ich besser als kleine Runden im Ort mit Kopfsteinpflaster und Treppen. „Ich auch“, sagt das T-Shirt. Und so machen wir uns auf den Weg nach oben. Schaukelnd, schnaubend, triefend. Jetzt sind es Niagarafälle in meinem Gesicht und sie schmecken wie das tote Meer. Es brennt in den Augen. Einen Augenblick stelle ich mir vor, dass die Pfützen auf dem Weg von den schnellen Läufern vor mir stammen. Vermutlich ist es auch so. Wer weiß das schon so genau. „Denk keinen Quatsch und lauf“, sagt das T-Shirt. Es ist jetzt so nass, dass es sich schwer anfühlt. „Mach du lieber deinen Job als Funktionsshirt, sonst lass ich nachher die Startnummer an dir dran und dann kriegst du Rostflecken!“ Das T-Shirt sagt jetzt nichts mehr. Ich kämpfe und kämpfe und immer wenn ich denke, jetzt müssten wir oben sein, kommt noch eine Serpentine. „Ist es noch weit?“, frage ich. Doch das T-Shirt zuckt nur mit den Schultern. Es ist jetzt beleidigt. Aber es kann nicht mehr weit sein. Tatsächlich.

Jetzt kommt wieder dieser alberne Abschnitt, der zu steil ist, um wirklich Gas geben zu können. Bremsen müssen im Endspurt. Ich seufze. Im Ziel angekommen, klopfe ich mir auf die Schulter. Zumindest für Außenstehende muss das so aussehen. In Wahrheit tätschle ich das T-Shirt. Es hat mich ja doch ganz gut geführt. Hernach gibt es Erdinger Alkoholfrei, Zitronentee und Kuchen (in dieser Reihenfolge).

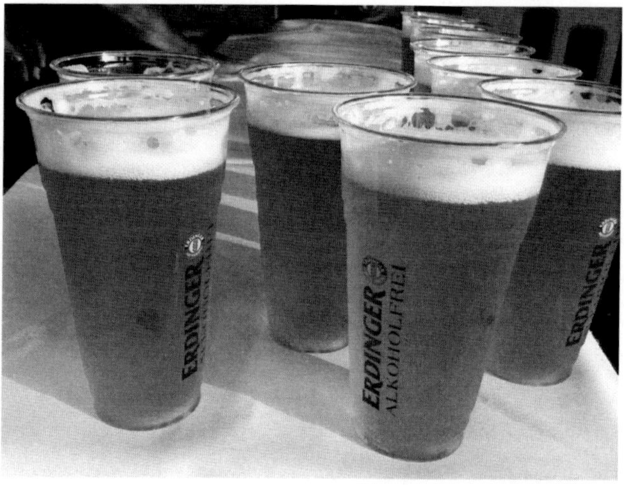

Warum sollte man auch nicht um 21 Uhr Kuchen essen? Auch das ist schließlich unvergleichlich. Aber zurück zum Vergleichlichen: In diesem Jahr, bei meinem 2. Eppsteiner Burglauf, war ich mit 46:10 beinahe eine Minute schneller als vor zwei Jahren. In Eppstein ist eben immer noch Luft (und Waldweg) nach oben.

Monsun Running.

Der 10-km-Lauf in Stierstadt (2012).

Nach einer Versuchsreihe von über 180 Volksläufen habe ich im Laufe der Jahre ein paar Gesetzmäßigkeiten herausgearbeitet. Die wichtigste: Es regnet nicht. Es regnet nie bei Volksläufen. Vorher ja, hinterher auch. Aber währenddessen? Niemals. Ich kann mich überhaupt nur an zwei verregnete Volksläufe erinnern. Und nicht einmal das stimmt. Das eine Mal hagelte es. Aber das wissenschaftliche Interesse gilt ja traditionell den Ausnahmen und heute riecht alles danach.

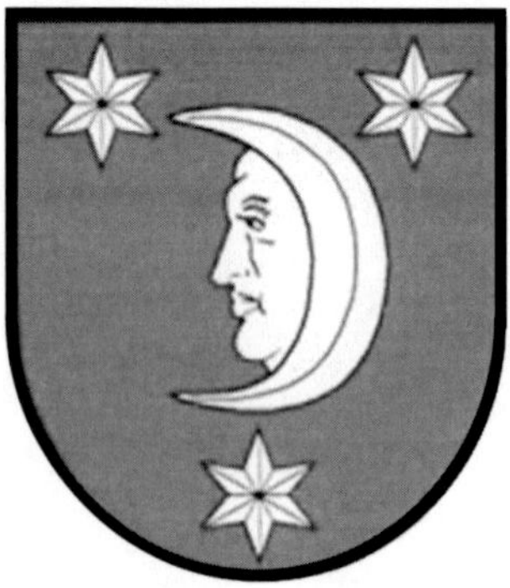

Wir fahren nach Stierstadt. Dort ist Kerbe und wenn Kerbe ist, wird gelaufen. Außerdem ist dann geflaggt und überall prangt das Wappen von Stierstadt auf großen Stofflappen. Das Motiv des Wappens ist, wie der Ortsname bereits andeutet, ein Mond. Der Stierstädter

Wappenmond hat Augenringe, vermutlich, weil er nachts immer scheinen muss, anstatt wie alle anderen Wappenmotive still zu ruhen. Vielleicht ist es ja aber auch in Wahrheit eine Banane mit Gesicht, die auf hungrige Läufer wartet. Ich mag das Stierstädter Wappen. Ich mag auch die Stierstädter Strecke, obwohl es dafür nicht viele Gründe gibt. Normalerweise ist es beim Kerbelauf heiß wie in der Hölle und Schatten gibt es auf der Strecke nicht viel. Dafür um so mehr Steigungen. Aber erstens ist es heute nicht heiß, sondern mehr so laugrau und zweitens laufe ich nur 10 km. Wir melden uns nach und ich bekomme eine Startnummer, mit der ich mich mühelos einmal einwickeln kann. Gut, dass es heute nicht so warm ist.

Das Schicksal nimmt, anders als ich, bereits vor dem Startschuss seinen Lauf. Es beginnt zu regnen. Oder nein, das ist nicht ganz das richtige Wort. Übergewichtige und offensichtlich lebensmüde Tropfen stürzen sich ohne Sinn und Verstand in die Tiefe. Und in der Tiefe schauen der Stierstädter Wappenmond und etwa 200 Läufer dem Unheil entgegen. Jetzt haben auch die Läufer Augenringe. Man läuft sich stoisch im Regen ein, trocknet sich kurz ab und geht dann mit unbewegter Miene zum Start. Nur nichts anmerken lassen. Und ich habe ja außerdem die tolle Startnummer in der Größe eines amerikanischen Familienquilts. Sie wird meine komplette Vorderseite vor Regen schützen. Wir drehen eine Runde im Stadion, in dem bereits beste Bedingungen für Reisanbau herrschen, und dann geht es hinaus

in die pitoresken Gassen von Stierstadt. Vor mir läuft das Seedamm-Bad Bad Homburg im grünen Shirt, was mir ein heimatliches Gefühl gibt. Das Seedamm-Bad ist oft da, wo ich auch bin, immer in grün, immer mit Stirnband. Die Läufe wechseln, die Läufer bleiben. In Stierstadt, und das stellt sich schnell heraus, sind die Regenrinnen in keinem guten Zustand. Der ganze Ort läuft über. Es platscht und gießt. Ich platsche mit, denn der Asphalt ist in einem guten Zustand. Das Wasser läuft auf Gefällepassagen darüber, als wäre er eine Rutsche im Erlebnisbad. Nach dem ersten Kilometer sehe ich in Laufrichtung zwei Hunde.
Unter 55 Minuten will ich heute schnell sein, das genügt mir und passt zu Laune und Trainingszustand. Denke ich mir so. Schon bald biegen wir ab ins Grüne, das heute mehr das Graue ist. So ein Himmel kann ganz schön tief hängen, wenn er keine Hosenträger hat. Im Grünen lerne ich ein neues Geräusch kennen, das mir sehr gut gefällt. Leider habe ich kein Aufnahmegerät dabei. Es ist der Sound „Dicke Regentropfen auf Kohlblättern“. Wirklich schön. Von links kreuzen zwei Katzen den Weg.
Noch immer läuft das Seedamm-Bad vor mir und gibt mir grüne Welle. Ansonsten achtet man nicht viel aufeinander. Jeder ist damit beschäftigt, das Genick einzuziehen, vorwärts zu kommen und die Tropfen zu zählen, die vom Kappenschild herunterfallen, weil die Kopfbedeckung inzwischen vollgesogen ist. Zwölf. Über die Bahnlinie fliegt ein Taubenpärchen.
Hier kann man kurz andere Läufer bewundern, die

einem entgegenkommen. In Wahrheit laufen sie vor einem weg, aber es fühlt sich doch viel schöner an, wenn man glaubt, sie würden einem entgegeneilen. Dann biegen wir ab und sind wieder mit uns und dem rhythmisch patschenden Geräusch allein. Wie würde ich mich jetzt fühlen, wenn ich für den Halbmarathon angemeldet wäre? Ein guter Gedanke, sofort geht es mir besser. Ich versuche, nicht auf zwei Schnecken zu treten, die am Wegrand sitzen.

Bei km 7 geht es bergan. Nicht dramatisch, aber so, dass man sich anstrengen muss, das Tempo zu halten. Ich versuche mich abzulenken, indem ich die Streckenposten bewundere, die unbeweglich mit einem Schirm im Regen stehen wie in einem Wetterhäuschen und manchmal einen tropfenden Arm nach links oder rechts ausklappen, damit wir uns nicht verlaufen. Vereinsmenschen sind nicht aus Zucker, sonst wären sie hier längst ein Guss. Aus einer Einfahrt traben zwei Esel auf die Strecke.

Noch zwei Kilometer. Spurt ist ein großes Wort. Vielleicht ein bisschen zu groß für mein Lauftempo jetzt. Aber ich trage ja zwei Kilo mehr als sonst. Das Gewicht der klitschnassen Startnummer beugt meinen Rumpf in eine demütige Stellung. Die nassen Füße klatschen schwer auf den Boden. Und jetzt läuft auch noch Podolski vor mir. So steht es auf seinem T-Shirt. Podolski ersetzt das Seedamm-Bad, das irgendwann langsamer wurde, wahrscheinlich wegen einer Thalasso-Anwendung. Während von links zwei Giraffen auf die Strecke einbiegen, höre ich es hämmern. Immer lauter wird das Geräusch, als ich an einem weiteren Wetterhäuschen-Mann vorbeihaste. Es hämmert eilig und laut und plötzlich weiß ich, was es ist. Hier, unter den tränensackigen Augen des Mondes von Stierstadt, wird umgehend eine Arche gebaut. So erklären sich auch die Tierpaare, die, vermutlich per E-Mail, rechtzeitig benachrichtigt wurden. Aber wo bleiben wir? Es wird jetzt wirklich Zeit, ins Ziel zu kommen, um der Sache nachgehen zu können.

Nur noch eine kleine Rampe, dann in das runde Reisfeld und auf das Ziel zu. In diesem Augenblick fällt mir der 87. Tropfen vom Kappenschild und deshalb sehe ich den für mich vorgesehenen Zielkanal nicht. Ich laufe falsch. Aber weil ich eine Freundin der Ordnung bin, bremse ich ab, mache einen Schlenker zurück und laufe dann beim Schild „10 km“ ein. Der Unfug kostet mich genau die 3 Sekunden, die ich gebraucht hätte, um unter 54 Minuten zu bleiben. Ach, egal.

In der Umkleide trocknet man sich *vor* dem Duschen ab, ein seltsamer, aber nötiger Vorgang, will man überhaupt irgendetwas mit trockenen Fingern anfassen. Der ganze Körper fühlt sich an wie frisch gekneippt und ich frage mich, was wohl aus dem Seedamm-Bad geworden ist. Dann aber frage ich mich, was aus meinem Trainingspartner geworden ist, der vermutlich mit verschrumpelten Fingern und schimmelnden Schuhen im letzten Drittel des Halbmarathons herumpaddelt. Ich kaufe Kuchen und warte bis auch er im Delfinstil ins Ziel kommt, gleich hinter zwei Seepferdchen, die sich auf dem Weg zur Arche verschwommen haben. Während er sich noch umzieht, etwa 3 Stunden nachdem es begonnen hat, hört es auf zu regnen. Die Sonne kommt heraus. Mir ist, als würde ich aus der großen grauen Wolke über dem Sportgelände jemanden kichern hören.

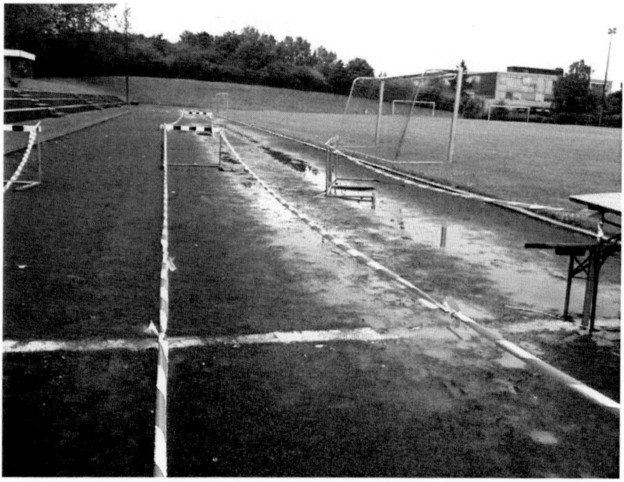

Danach lauschen wir nur noch dem Mann, der die Siegerehrung vornimmt, wobei er in einen großen Geigerzähler spricht. Zumindest klingt das („Krrrks"), was dort herauskommt („Pfüüüüüüüt"), genau so („Knacks, Pfüüüüüt, Kkkkkrrrrrrks"). Ich bin ein bisschen froh, schließlich in ein Auto steigen zu können, statt in eine Arche. Zufrieden fahren wir nach Hause, vorbei an den wedelnden Flaggen, von denen ein verlebt aussehender Bananenmond plötzlich wohlwollend herablächelt.

Verpflegungsstelle.

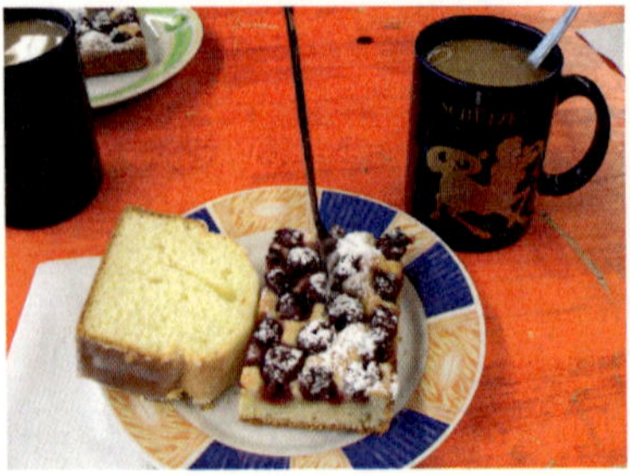

Rüsselsheim 2007

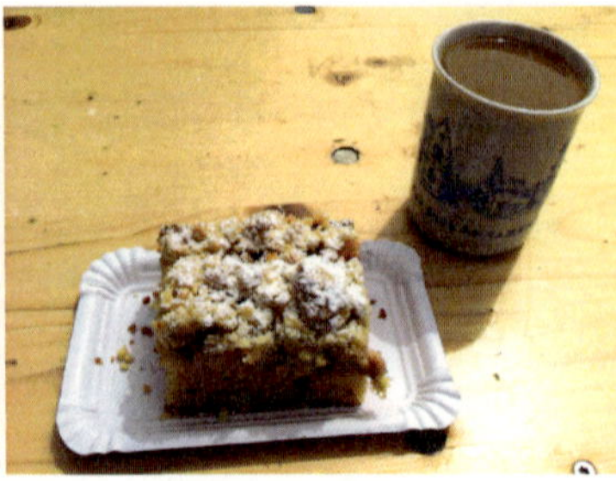

Bonames 2012

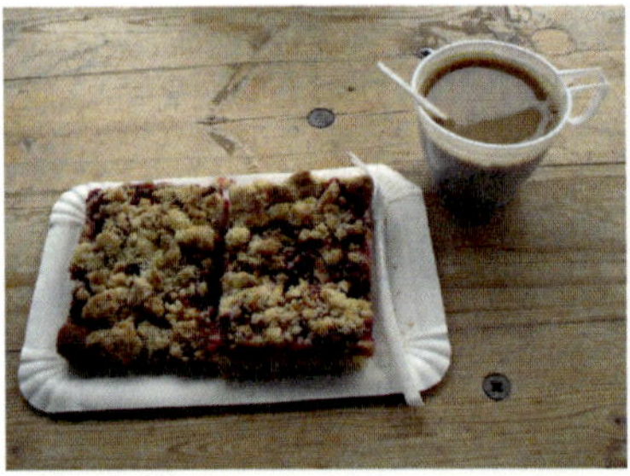

Stierstadt 2010

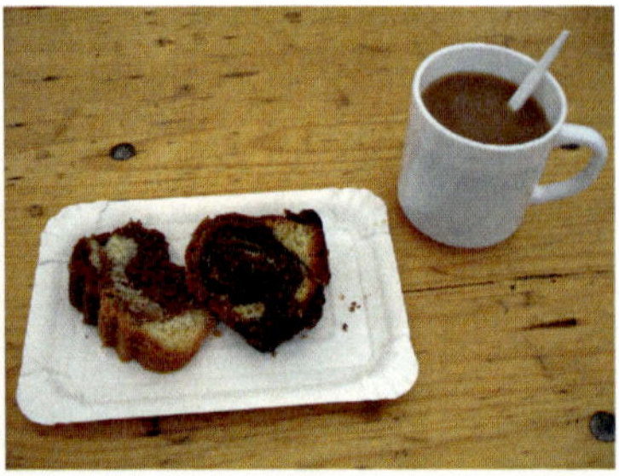

Egelsbach 2010

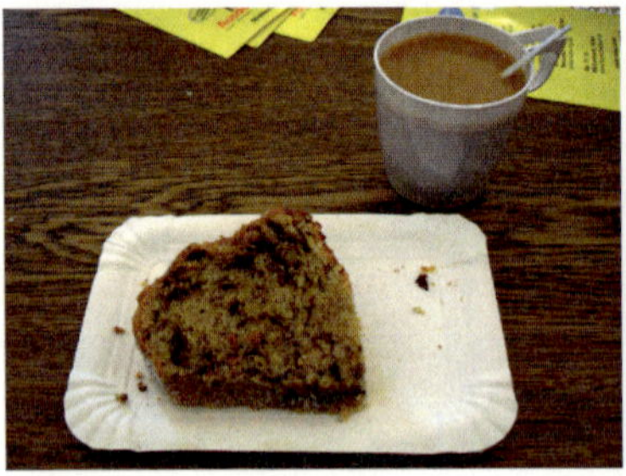

Rodgau Jügesheim 2008

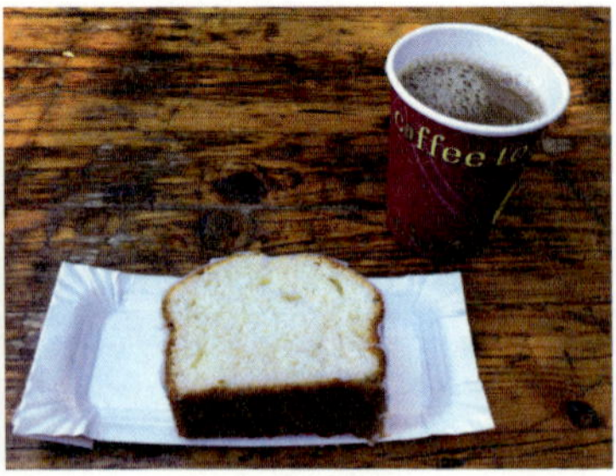

Rodgau Weiskirchen 2012

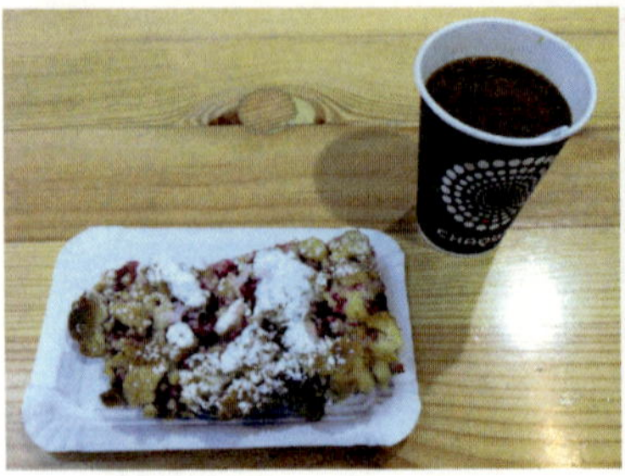

Frankfurt 2011

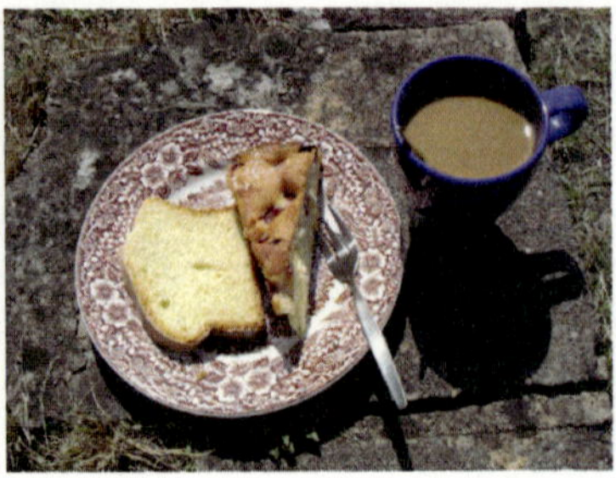

Kahl 2007

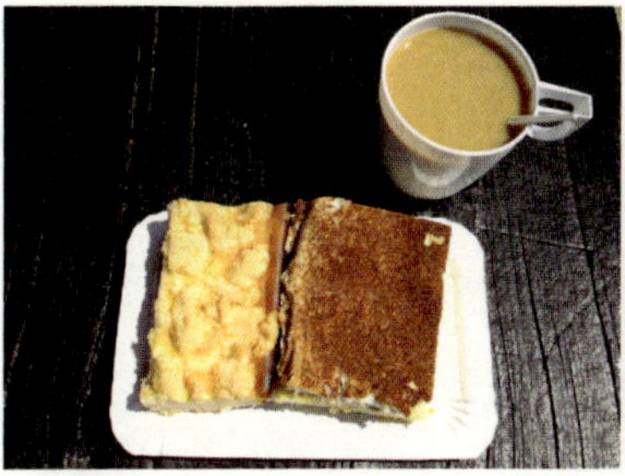

Kelkheim Hornau 2008

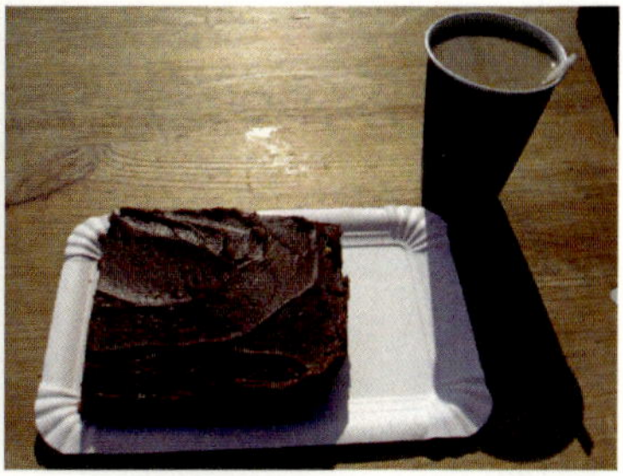

Kronberg 2009

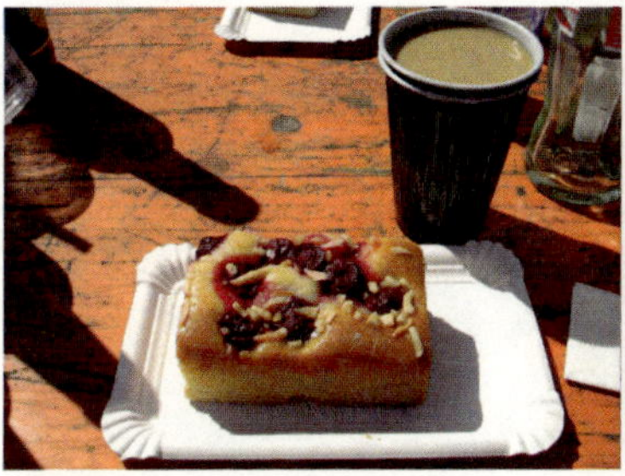

Weilburg 2007

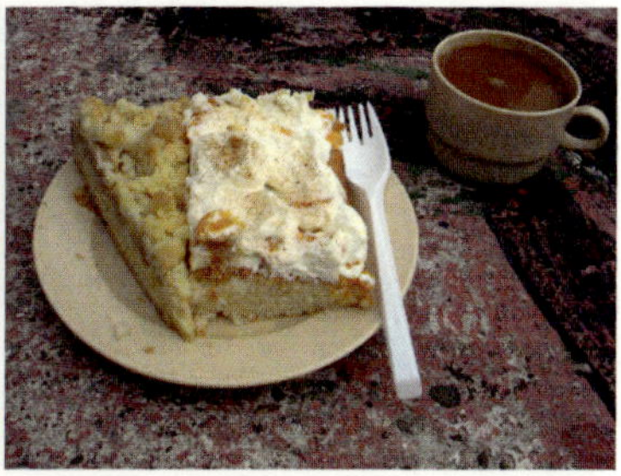

Taunusstein 2008

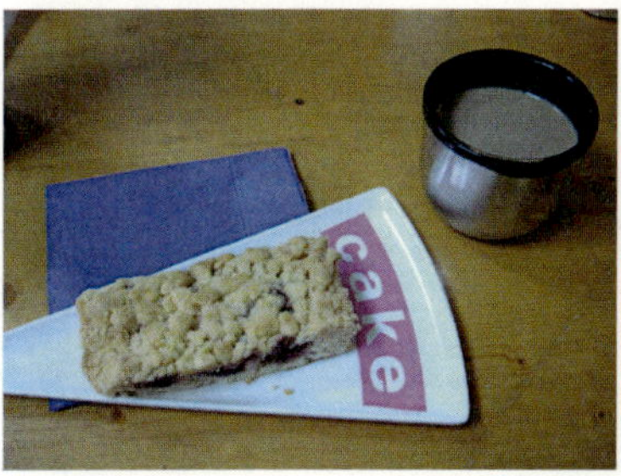

Frankfurt 2010

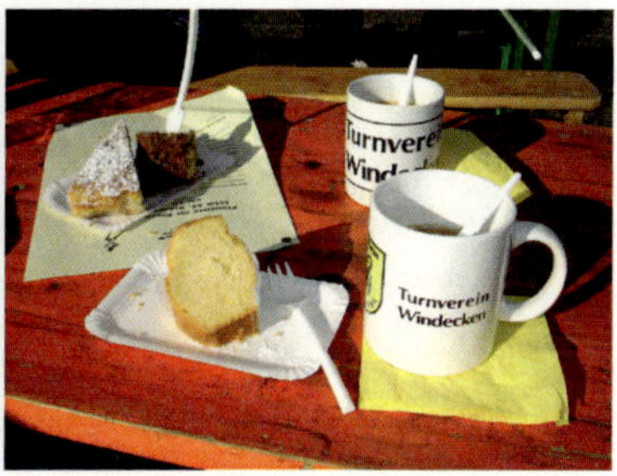

Nidderau 2010

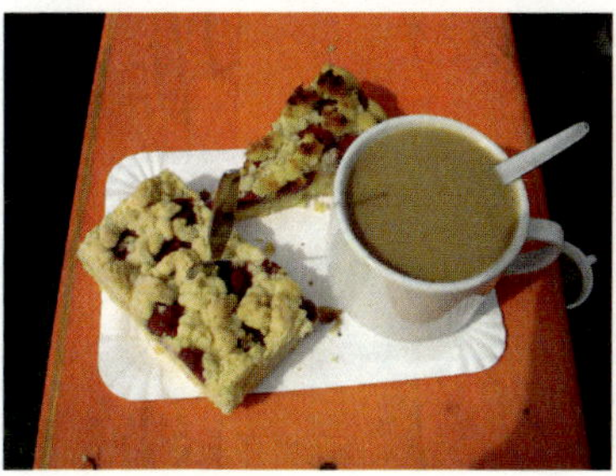

Obertshausen 2009

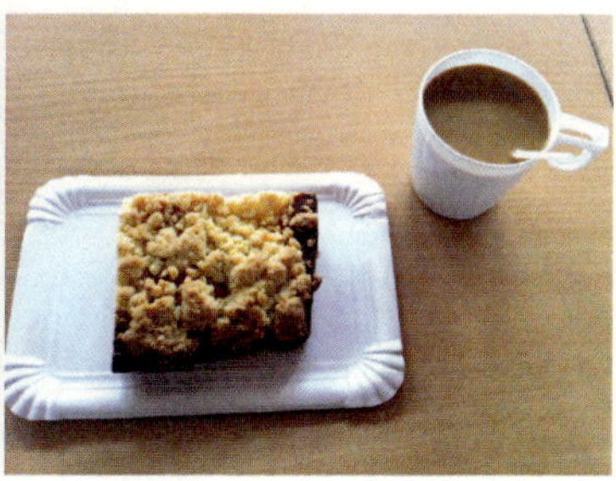

Oberursel 2011

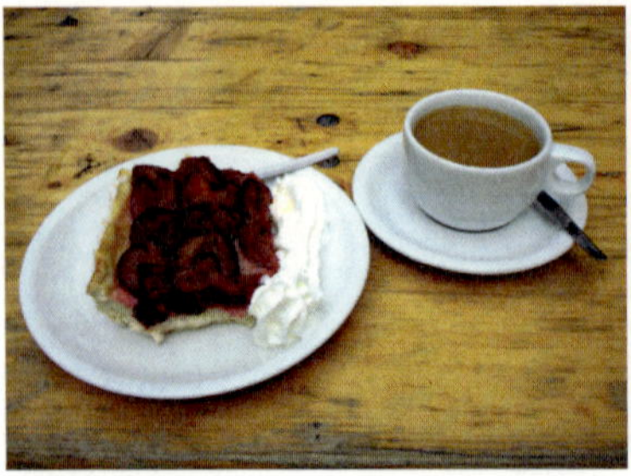

Alsbach 2010

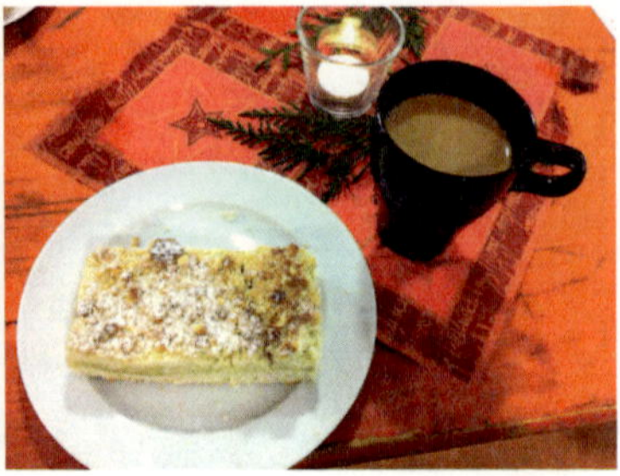

Lorsbach 2011

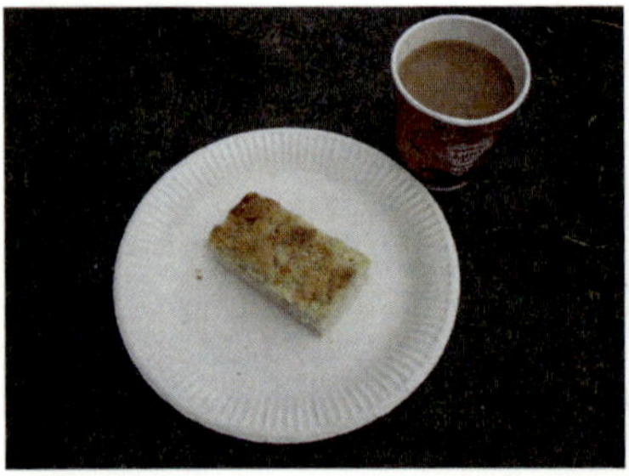

Frankfurt 2011

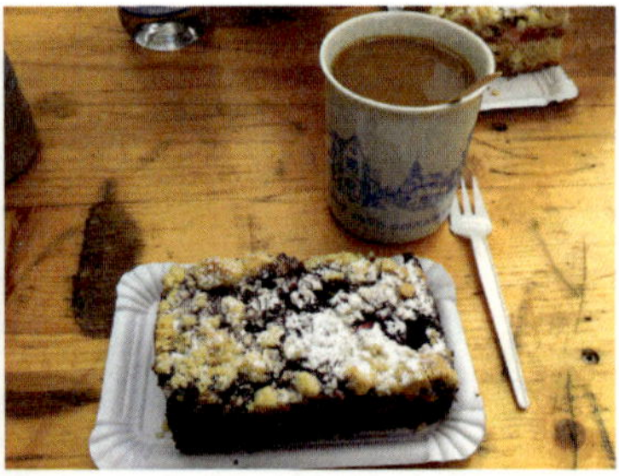

Bonames 2011

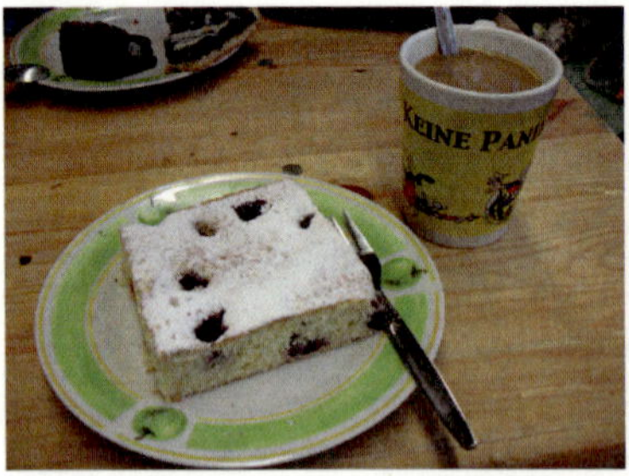

Rüsselsheim 2009

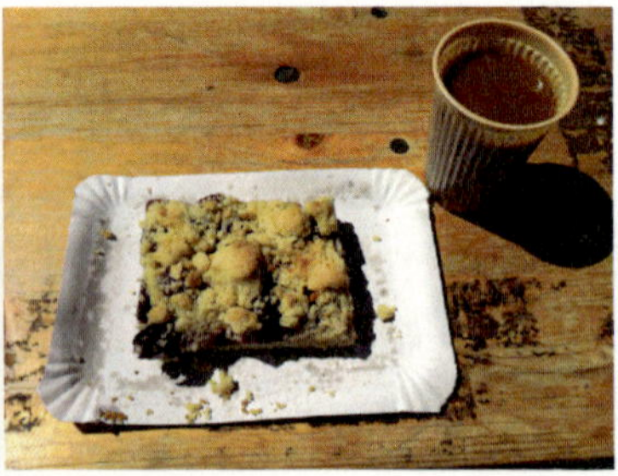

Seligenstadt 2012

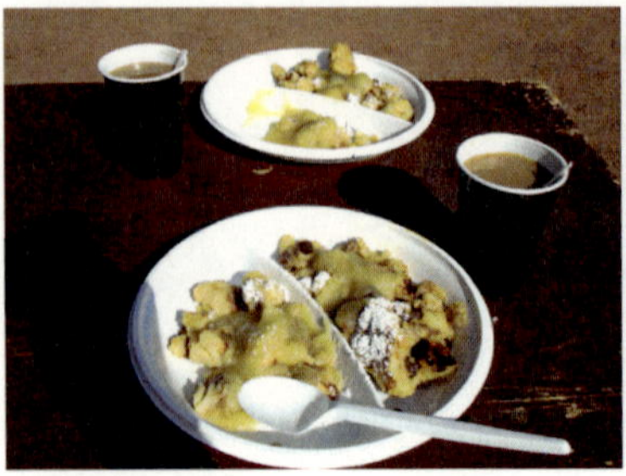

Kronberg 2008

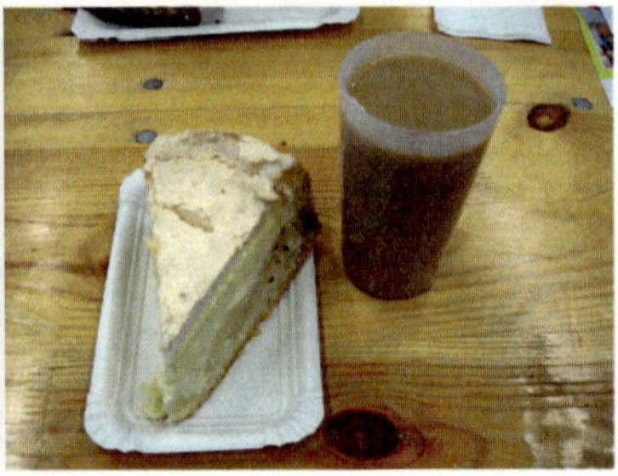

Offenbach 2009

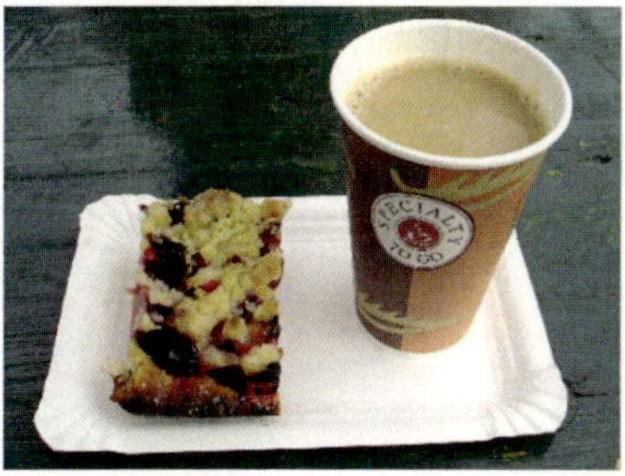

Nidderau 2007

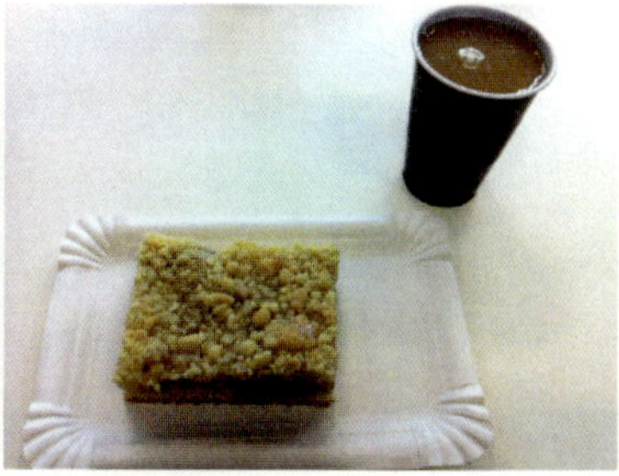

Flörsheim 2012

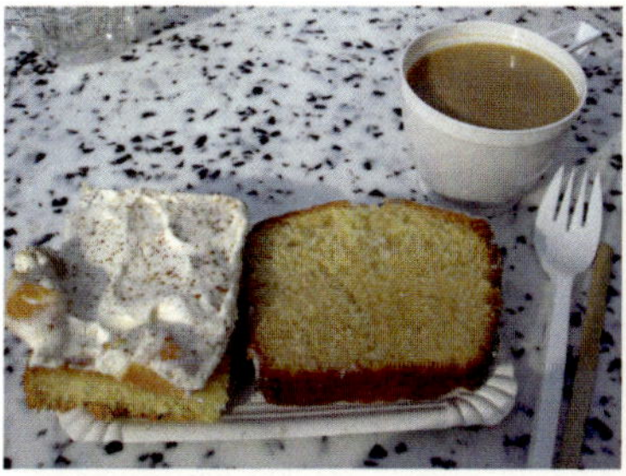

Naurod 2008

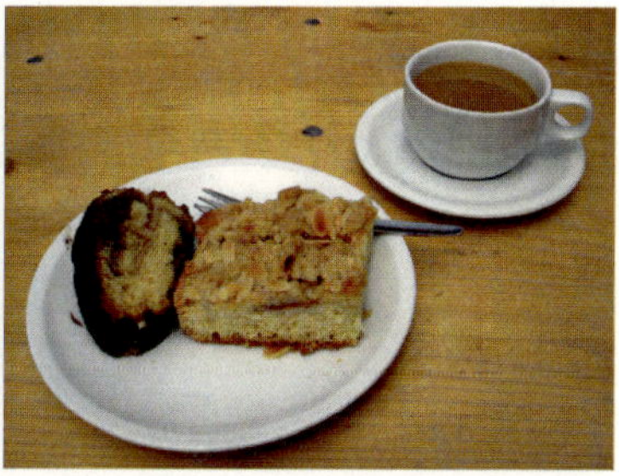

Alsbach 2008

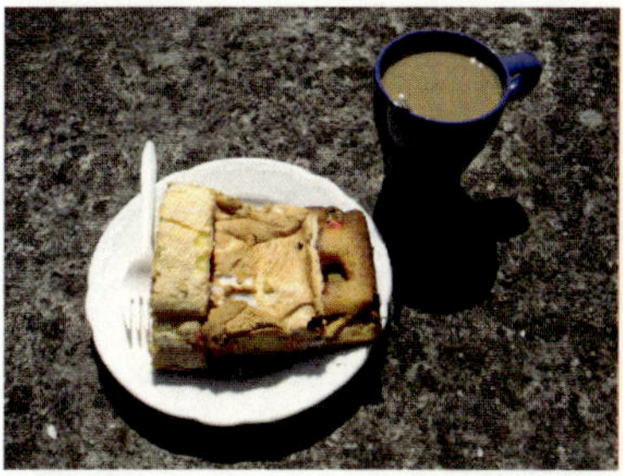

Kahl 2008

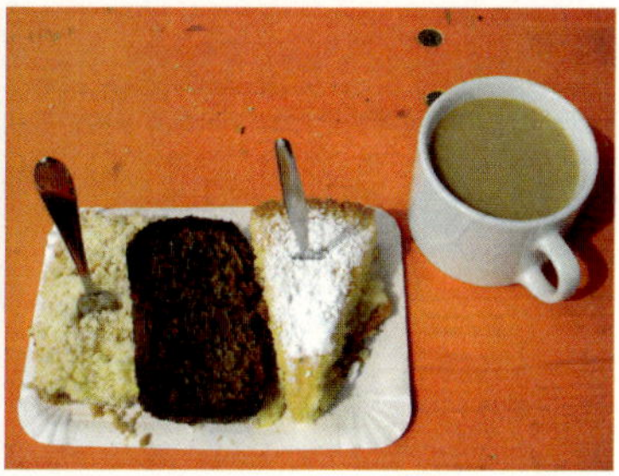

Obertshausen 2010

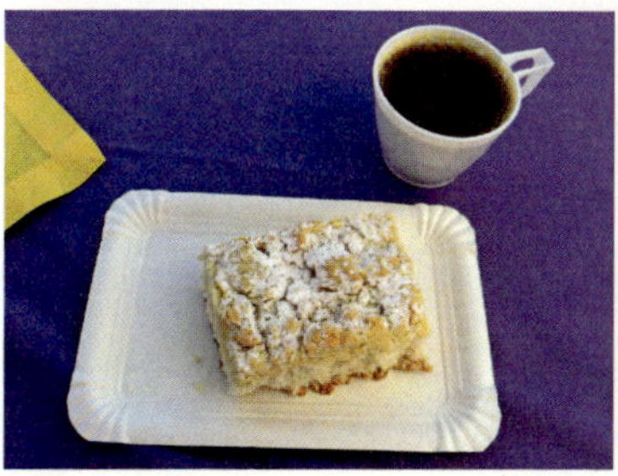

Dietzenbach 2012

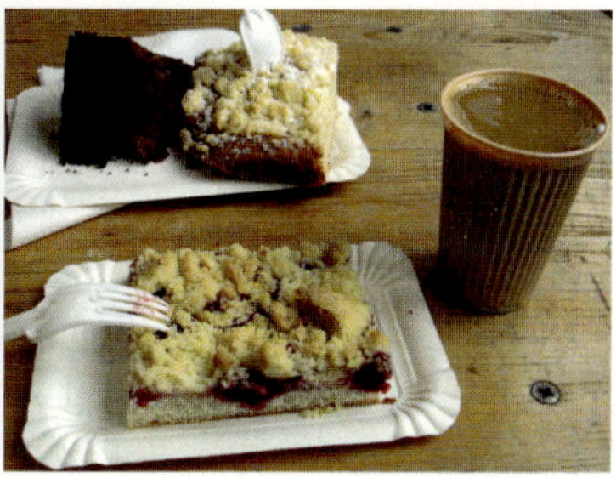

Stierstadt 2009

Vom Laufen in der Stadt.

Jubliäumsbecher in der Busspur.

Der Frankfurter Halbmarathon (2012).

Der Frankfurter Halbmarathon ist der traditionelle Saisonstart der Region. Ich habe mich ein Dreivierteljahr mental darauf vorbereitet. Physisch weniger, aber im Langstreckenlauf ist ja das Mentale das Allerwichtigste. Nur die letzten Wochen brach mir auch noch die mentale Vorbereitung weg, ich wurde kränklich und mich bestürmten allerlei andere Themen, die nach Abarbeitung riefen. Ich will nicht sagen, dass ich miserabel vorbereitet bin – aber treffen würde es das schon. Egal. Konfuzius sagt: Lauf einfach und es läuft. Oder so ähnlich.

Deshalb melde ich mich am schönen großen Ex-Waldstadion nach. Eigentlich melde ich mich an, aber das sagt man eben so. Es ist viel zu früh, das gehört hier dazu. Um mich herum sind etwa 4.000 Läufer, die auch alle viel zu früh dran sind und einige von ihnen gähnen, als wollten sie mich einsaugen. Ich bin aber nicht sicher, ob mein Chip auch ordentlich auslösen würde, wenn ich im Inneren eines anderen Läufers liefe und so suche ich jedes Mal sofort das Weite, wenn wieder einer jaulend den Mund vor mir aufsperrt.

Ich trabe zur Damenumkleide in der Wintersporthalle und hänge ein wenig ab. Es ist nicht übermäßig schön dort, aber wenigstens kann ich mich aufwärmen und es gibt keinen Wind. Denn wenn man nicht gerade eingesaugt wird, wird man angeblasen und dieses Mal ist es schwerer zu entkommen. Im Gegensatz zu den obligatorischen schnellen Läufern mit Flatterhöschen finde ich es kühl. Der Jahrestag der Tsunami-Katastrophe in Japan, das zweite Rettungspaket für Griechenland, die Oberbürgermeisterwahl in Frankfurt, das alles ist vollkommen unbedeutend im Vergleich zu der Frage: „Was ziehe ich heute zum Lauf an?“ Ich laufe auf und ab, teste die gefühlte Temperatur und beschließe, tapfer auf die Weste zu verzichten. Es kommt bestimmt noch eine Mittagshitze. Die Frage nach dem passenden Startblock ist schneller beantwortet: ich nehme einfach den letzten. Dann kann mir nichts passieren, es werden voraussichtlich keine allzu unvernünftigen Läufer dort sein, die mich ziehend ins Verderben reißen. Ich peile einen 6er Schnitt an, unter 2 Stunden, das wird heute nichts. So ist es nun mal.

Bevor es losgeht, kann man sich noch einen Finisher-Becher abholen. Damit ist es in Wahrheit ein Starter-Becher, aber das steht nicht drauf. Das Gefäß gibt es anlässlich des 10. Jubiläums des Frankfurter Lufthansa Halbmarathons und man bekommt ihn in der Busspur. Das ist eine geheimnisvolle Einfahrt im Stadion und die Hinweise des Mannes am Mikrofon zum „Jubiläumsbecher in der Busspur“ klingen für meine Ohren wie eine Verkehrsmeldung: „Achtung Autofahrer, in der Busspur kommt ihnen ein Jubiläumsbecher entgegen. Fahren Sie äußerst rechts, überholen Sie nicht, wir melden es, wenn der Becher hinüber ist.“ Ein Buch mit dem Titel „Jubiläumsbecher in der Busspur“ würde garantiert ein Bestseller, da bin ich sicher.

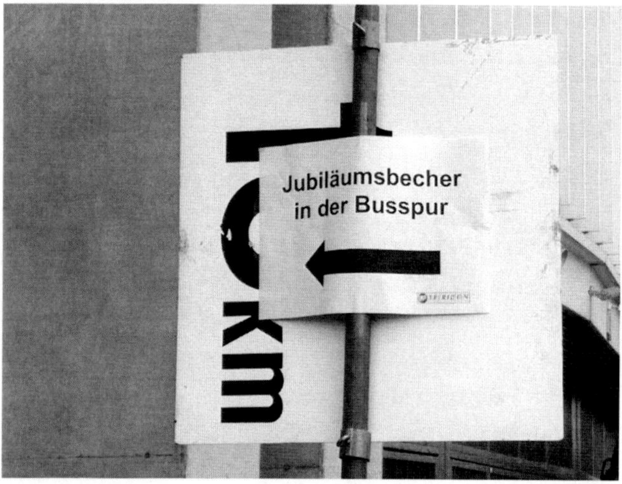

Der junge Mann, der mir den Becher überreicht, ist ein bisschen verlegen, denn er muss eine Markierung auf meiner Startnummer hinterlassen, damit man sieht, dass ich schon einen Becher habe und mir nicht gleich ein komplettes Service für 6 Personen zulege. Allerdings habe ich meine Startnummer heute ziemlich weit oben angepinnt und nun zielt der Bechermann mit einem Edding auf meine Brust. Die Markierung gerät sehr filigran. Ich mische mich wieder unter die Gähnenden und versuche, erste Trends auszumachen.

Wenn so viele Läufer um einen herum sind, sieht man oft, was gerade angesagt ist. Zu meiner Verblüffung scheint „die Zigarette davor“ der letzte Schrei zu sein. Noch nie habe ich so viele Läufer vor einem Volkslauf rauchen sehen. Vielleicht haben sie das mit dem guten Vorsatz an Silvester falsch herum verstanden und alle gerade frisch mit dem Rauchen angefangen? Komisch.

Was vom letzten Jahr geblieben ist, sind die fröhlichen, bunten Farben bei Jacken, Shirts und Schuhen. Neutral- und Minimalschuhe sind der Hit, zwei Mal begegnen mir die Five Fingers. Ich stehe im letzten Startblock, ganz vorne, damit ich nicht so viel überholen muss, aber das hat seinen Haken. Ich friere fürchterlich. Und als letzte Starter müssen wir am längsten warten. In einem dichten Pulk wird es schnell warm, aber hier vorne zieht es mächtig. Ich zähle die Minuten. Als ich endlich loslaufen darf, versuche ich erst einmal nur, irgendwie warm zu werden. Vielleicht bin ich deshalb gleich mal ein bisschen zu schnell. Aber ich bremse mich und so passiert nichts weiter. Gleich zu Beginn stehen ein paar Fans mit Transparenten am Wegrand. Die Fans rufen „Stoppt die Landebahn“ und „Schluss mit dem Fluglärm!“ Ich bin weit davon entfernt, abzuheben und unsere Schritte sind auch ziemlich leise. So fühle ich mich völlig zu Unrecht von der Seite andemonstriert. Auch habe ich den Verdacht, dass die Läufer um mich herum im Augenblick zu beschäftigt sind, um die Landebahn zu stoppen. Aber es soll ja jeder seinen Sonntag so verbringen wie er mag.

Nach etwa 3,5 komfortablen Kilometern am Waldrand geht es in die Bürostadt Niederrad. Dort ist es so langweilig, dass ich nach weiteren Trends Ausschau halten kann. Neben dem Rauchen ist das Mitnehmen von Münzen extrem hipp. Es klingelt, als hätte jemand zu einer Kollekte aufgefordert. Unzählige Läufer haben Kleingeld dabei. Wahrscheinlich für die Zigarettenautomaten unterwegs. Plötzlich verliert vor mir jemand ein paar Münzen. Möglicherweise möchte er so den Rückweg wieder finden, wie Hänsel und Gretel mit den Brotkrumen. Darüber denke ich eine Weile nach und merke kaum, wie wir die Bürostadt verlassen und am Mainufer entlang traben. Die Strecke ist herrlich breit, niemand kommt sich ins Gehege. Aber so ist das ja immer, wenn man Elite oder Schnecke ist und ich bin ja praktischerweise beides. Oder so.
Unten am Mainufer zieht es wieder ganz schön, aber das tut es sonntags hier immer. Das ist der berühmte Sachsenhäuser Sonntagswind, den alle kennen, die hier ihre langen Wochenend-Läufe machen. Etwa zwei Kilometer geht es hier unten entlang, dann biegt man ab und es winkt ein Getränk und eine piepsende Matte. Als Getränk wähle ich einen süßen Tee und man kann den Veranstalter Spiridon Frankfurt gar nicht genug dafür loben, dass er an empfindliche Läufermägen denkt und nicht nur Eiskaltes anbietet. Nichts gegen die menschliche Wärme der Helfer, aber manchmal genügt das eben nicht. Mich macht der Tee jedenfalls glücklich. Die Matte piepst mir ein „Das Tempo solltest Du halten“ zu und so kann ich zufrieden weiter traben.

Am Schweizer Platz, dem Zentrum von Sachsenhausen, steht eine reizende Fankurve, die einen wunderbaren Lärm veranstaltet. Vor meinem inneren Auge sehe ich die Anwohner fluchen. Des einen Freud, des anderen Leid.
Die bunte Läuferschlange zieht weiter in unbelebtere Gefilde. Bald sind wir wieder von Wald umgeben und es beginnt ein spannender Abschnitt. Als Ortskundiger weiß man sofort: Ich laufe jetzt in eine Richtung, in die ich eigentlich weder will noch muss. Das Stadion ist ganz woanders, aber der Strecke ist das egal. Sie leitet die Läufer scheinbar ziellos ins Grüne. Um uns von dem Irrsinn abzulenken, hat der Veranstalter noch einmal einen kleinen Teeimbiss vorgesehen. Hier beginnt eine Wendepunktstrecke, die letzte Zweifel ausräumt: Wir werden erst in die falsche Richtung geleitet und dann müssen wir alle wieder zurück. Auch im Jubiläumsjahr muss dieser Streckenfehler hier korrigiert werden. Wahnsinn.

Ich sehe die Entgegenkommenden und denke, dass diese ja nun auch nicht viel schneller sind als ich, der Spuk also gleich beendet sein dürfte. Aber da ich unter Läufer-Demenz leide, habe ich die Streckenlängen vergessen und irre mich fürchterlich. Die Wendepunktstrecke (hin) nimmt kein Ende und erst als ich sie (rück) betrete, weiß ich, dass mir die vermeintlich beinahe gleich schnellen Läufer über zweieinhalb Kilometer voraus sind. Dieser Irrtum ist mir vor mir selbst peinlich.

Trotz solcher mentaler Schlaglöcher bin ich aber sehr guter Dinge. Es ist nun fast ein Jahr her, dass ich zuletzt einen Halbmarathon gelaufen bin, verletzungsbedingt war das letzte Jahr eines zum Ausblenden. Trainiert habe ich schlecht, aber mein Körper weiß ganz genau, was von ihm erwartet wird. Ich bin geschätzte 200 Mal diese Distanz gelaufen, sie ist ganz tief einprogrammiert. Ich halte die Geschwindigkeit, als wäre es ganz einfach. Ich weiß, nun muss ich nur noch einen Stinkefinger der Strecke überstehen: Bei Kilometer 19 ist das Stadion zum Greifen nah, es liegt vor einem wie gemalt, doch man tut gut daran, es wie eine Fata Morgana zu betrachten. Denn nun muss man nicht nur eine gewaltige Brücke hoch laufen, man muss die Arena auch noch umrunden. Wenn euch der Veranstalter erzählt, es handele sich bei der Umrundung nur um eine kleine, harmlose Schleife – glaubt ihm nicht! Es ist eine Lüge! In Wahrheit muss man vier Mal um das Stadion herum, wenn ich es recht bedenke, sind es sogar sechs Mal. Gefühlte acht. Oder zehn. Es hört einfach nicht auf. Man sieht dieses Dreckding und kreist wie eine enthirnte Wespe um den Pflaumenkuchen um das Stadion. Selbst wenn man das Schild „Jubiläumsbecher in der Busspur“ bereits lesen kann, geht es noch ein gutes Stück weiter. Das ist ganz klar ein Fall für Amnesty und ich hoffe sehr, dass sich die Fluglärmdemonstranten im nächsten Jahr dieser Läuferquälerei annehmen. Im Ziel tun dann alle wieder so, als sei nichts gewesen, man bekommt die dollsten Getränke und es gibt mal wieder mein Lieblingsbier.

Und meine Lieblingsbananen von meinem Lieblingslieferanten. Ich denke, so soll der eben noch gefolterte Läufer mundtot gemacht werden. Damit das auch endgültig gelingt, gibt es in diesem Jahr auch noch einen sehr guten heißen Kaffee. Dazu zwar einen etwas seltsamen Kuchen, aber wer 4.000 Läufer besser verköstigen kann, der soll sich bei mir melden. 2:03 Stunden sind es geworden. Das ist nicht schnell, aber ziemlich schön. Soll sie doch kommen, die Saison.

Der Puschel Marathon.

Als Fan an der Strecke beim Frankfurt Marathon (2009).

Beim Puschel Marathon handelt es sich nicht etwa um einen Landschaftslauf in Österreich („Der Kaiser fährt heuer wieder zur Kur nach Puschl“). Es ist vielmehr eine besondere Ausdauersportart. Sie wird von denjenigen ausgeübt, die mehrere Stunden am Streckenrand Marathonläufer anfeuern und sich dabei eines Puschels bedienen. Vor einigen Jahren kaufte ich in einem Fachgeschäft für Clownsbedarf einen riesengroßen, raschelnden Cheerleader-Puschel. Er ist pink. Sehr pink. Ich wollte bei einer Marathonveranstaltung ein paar Menschen zujubeln und brauchte ein passendes Utensil.

Aus leidvoller eigener Erfahrung weiß ich, dass nicht alles, was zum Anfeuern angeboten wird, auch dafür geeignet ist. Als ich einmal in Hamburg Marathon lief, hatte der damalige Sponsor Hansaplast Tröten verteilt. Genau genommen waren es Plastikmundstücke mit einer aufgesteckten Papprolle. Sie machten etwa das Geräusch, das Luftballons fabrizieren, wenn man den Gumminippel auseinanderzieht während die Luft entweicht. Widerlich. Bei Kilometer 10 hatte ich das Gefühl, dass jedes Kind in ganz Hamburg mit dieser Tröte ausgestattet war und die Strecke beschallte. Bei Kilometer 20 war ich mir sicher, dass auch die Eltern je eine Tröte besaßen. Bei Kilometer 30 wusste ich, dass jedes Kind vier Tröten hatte, und die Eltern, Großeltern, Onkel, und Tanten auch. Es ging mir nicht gut bei diesem Lauf und ich litt zusätzlich an vier Stunden schrillem Füüpen. Ich denke, der berühmte „Mann mit dem Hammer“ sollte in „der Mann mit der Tröte“ umbenannt werden. Sponsoren sollten bedenken, was sie tun. Ich habe nie wieder ein Hansaplast-Produkt gekauft.

Ich habe vieles ausprobiert beim Anfeuern: eine kleine Glocke (war zu leise und ging nach einer Stunde kaputt), Topfdeckel (war lustig, ruinierte aber auf Dauer die Deckel), rufen (macht nach einer Stunde heiser). Obendrein ist beim persönlichen Anfeuern noch etwas anderes wichtig: Es muss auch dann noch wahrgenommen werden, wenn der Geräuschpegel der Umgebung groß ist. So kam ich auf den Puschel. Er kann nicht nerven, denn er macht kein stresserzeugendes Geräusch. Er ist weithin sichtbar (wenn man ihn über dem Kopf schwenkt) und so wird man auch von den Läufern in der Menge gefunden. Und er löst Heiterkeit aus. Das durfte ich heute beim Frankfurt Marathon wieder einmal feststellen.

Ich beziehe am Morgen meinen traditionellen Standplatz, pünktlich 10 Minuten vor dem Start. Er liegt an der Mainzer Landstraße, dort, wo die Läufer viermal vorbeikommen: bei km 1, 3, 35 und 41. Zwischendurch kann man an die Alte Oper watscheln, um dort noch einmal Läufer bei km 6 zu sehen. Mehr Läufereindrücke bei weniger logistischem Aufwand sind kaum machbar. Die einzige Schwierigkeit besteht darin, dass man sich entscheiden muss: Während die einen Läufer noch bei km 1 sind, kommen andere schon bei km 3 auf der gegenüberliegenden Seite vorbei. Gleiches gilt für 35 und 41. Hier muss man die Anfeuerungskräfte nach Bedarf verteilen: Die Langsamen brauchen mehr Zuspruch.

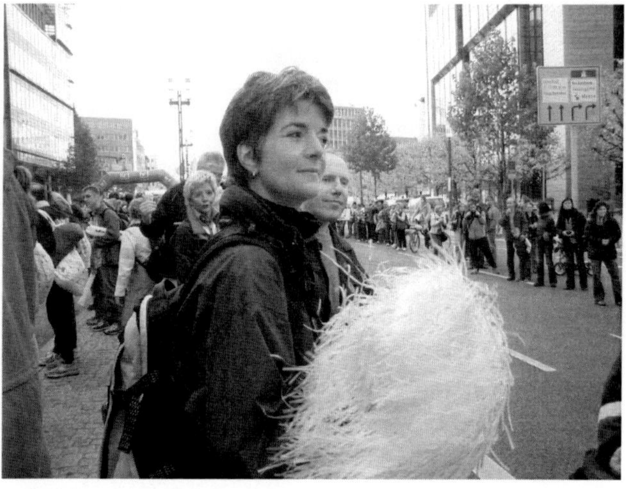

Wer Marathonlaufen liebt und schon einmal an der Strecke stand, wird es bestätigen: Es gibt kaum etwas Aufregenderes, als den Moment, wenn sich der Hubschrauber nähert und das erste Polizeifahrzeug auftaucht. Dann folgen meistens mehrere Motorräder, ein paar Fahrräder und dann das Wichtigste: das Auto mit der magischen Uhr auf dem Dach. Hinter dem Auto laufen Menschen, die das Gleiche tun, das man selbst so oft tut. Und doch sieht es ganz anders aus. Dunkelhäutige Männer schweben vorbei, mit glänzenden, sehnigen Waden, mit Flatterhosen und dünnen Trägerhemdchen, mit schön geformten Hinterköpfen und großen Zähnen. Man sieht sie vorbeifliegen und fühlt sich sofort wie ein Germknödel neben einer Vanilleschote. Niemand in der Menge ruft „Wilfred!“, „Henry!“ oder „Joseph!“ obwohl es auf den Startnummern steht. Der Menge ist es im Grunde egal, welcher der Schwarzen gewinnt. In Frankfurt ist das besonders ausgeprägt. Denn dort starten viele Eliteläufer. Man will die Konkurrenz und man will den Streckenrekord. Sie sind alle phantastisch. Sie sind alle Elite. Aber sie sind nicht wie Paul Tergat oder Haile Gebrselassie. Sie sind keine Stars. Sicher können sie gut damit leben. Aber mir tut es leid. Ich suche mir immer einen aus, den ich besonders anfeure. Auch mit Namen.

Während der Hubschrauber noch über uns steht, reißt das Feld weit auseinander. Wenn man noch einen Kaffee trinken muss, sollte man das jetzt tun. Ich habe immer eine Thermoskanne Kaffee dabei. Als Fan an der Strecke muss man wach und warm bleiben. Zum Glück ist es heute nicht kalt – bei 15 Grad lässt es sich gut eingepackt lange stehen. Dann wird es spannend: Jetzt kommen die, die nicht mit Laufen ihr Geld verdienen und trotzdem abenteuerlich schnell sind. Ich erkenne ein paar Läufer aus der Region. Wie schnell sie

sind! Für meinen Puschel haben sie überhaupt keinen Blick. Es ist der erste Kilometer, man ist noch damit beschäftigt, sich auf die kommenden Stunden zu konzentrieren. Manche konzentrieren sich so sehr, dass sie grimmig aussehen. Sie runzeln die Stirn und grübeln. War die Entscheidung für das T-Shirt richtig? Hätte man nicht doch besser das Singlet nehmen sollen? Hätte es statt der Kappe nicht auch ein Tuch getan? Stört da gerade etwas im Schuh? War der erste Kilometer zu optimistisch angegangen? Läufer, die deutlich unter drei Stunden laufen, sehen meistens nicht besonders entspannt aus. Doch dann entdecke ich das erste bekannte Gesicht, das sehr entspannt aussieht und ich bin wieder zufrieden. Es ist gar nicht so einfach, an eine Wand aus stirnrunzelnden Läufergesichtern hinzupuscheln. Jenseits der Drei-Stunden-Marke wird es langsam anders. Der Frauenanteil ist zwar nach wie vor verschwindend, aber es gibt sie. Sie sind gebräunt, tragen Zöpfchen und Triathlon-Oberteile. Hauteng natürlich. Die Schuhe sind neongelb oder orange. Neben ihnen laufen Männer mit dunklen Sonnenbrillen und ihr Gesichtsausdruck sagt: Seht her! So schnell läuft sie nur, wenn ich sie begleite!
Ich puschle und puschle. Alle drei Minuten muss ich den Arm wechseln, sonst wird es zu anstrengend. Das Feld wird jetzt immer entspannter. Man redet viel miteinander. Nervtötend sind nur die Staffelläufer: sie zerstören den Rhythmus des Feldes. Mehrfach rennt ein Staffelläufer über den Bordstein auf meine Verkehrsinsel, so dass ich mich in Sicherheit bringen muss.

Sie rempeln und holzen. Ich weiß, warum Veranstalter Staffeln mögen. Sie machen den Marathon auch bei denen populär, die nicht die ganze Strecke schaffen. Sie halten die Teilnehmerzahlen hoch und tragen den guten Ruf des Marathons in die Familien, Freundeskreise und Büros. Aber viele haben leider immer noch nicht begriffen, dass 6-Kilometer-Läufer an diesem Tag nicht der Nabel der Welt sind. Mich macht das sauer.
Jetzt finde ich immer mehr bekannte Gesichter und das macht mich dann wieder ganz froh. Man kann Albernheiten rufen und etwas zurück gerufen bekommen. Eine Sekundenbegegnung hat im Marathon eine andere Bedeutung als im normalen Leben. Sie brennt sich sofort auf die innere DVD, die den Marathon beschreibt. Treffen an der Strecke sind wie ein Foto, das man sich später innerlich immer wieder anschauen kann. Deshalb gebe ich mir Mühe. Die Läufer sollen ein schönes Foto bekommen.
Langsam taucht der Ballon mit dem Vier-Stunden-Zugläufer auf. Er schart einen riesigen Pulk Menschen um sich. Nein, hier in der Enge zu laufen wäre mir zu anstrengend. Aber die Läufer, die danach kommen sind mir besonders lieb. Sie werden immer fülliger, immer weiblicher und immer älter. Und sie sind immer wärmer angezogen. Und sie lächeln mehr. Viele sind gewillt, heute einfach nur Spaß zu haben, das kann man deutlich merken. Sie winken mir und lachen über das pinkfarbene Ungetüm am Ende meines Armes. An der Fünf-Stunden-Marke sieht man besonders viele Veteranen. Ältere Herren, die vermutlich abenteuer-

lich viele Marathons hinter sich haben. Sie laufen oft ein bisschen krumm, blinzeln (weil sie natürlich keine coole Sonnenbrille tragen) und sind auffällig dünn angezogen. Die Frage „Bist Du ein Mann oder eine Maus?“ muss man diesen Herrschaften nicht stellen. Sie sehen aus, als hätten sie schon jeden ihrer Zehennägel einmal bei einem Lauf verloren. Ich denke, sie müssen die Brustwarzen nicht mehr abkleben, weil sie inzwischen keine mehr haben. Diese Laufwesen sind perfekt an das Laufen durch Städte angepasst. Ich nenne sie „Zausel“ und habe größten Respekt vor ihrer Leistung.

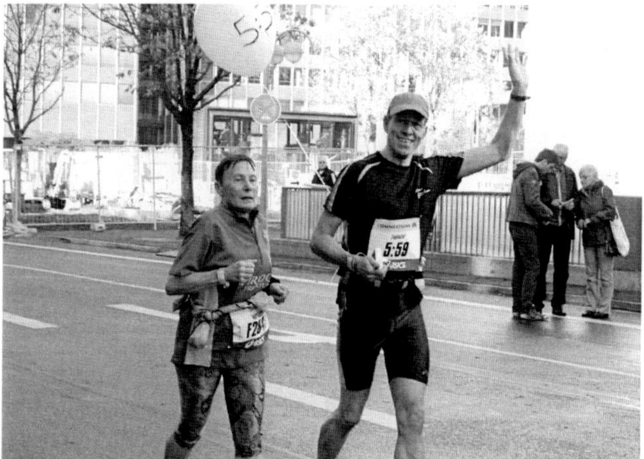

Ganz am Ende des Feldes kommt Peter. Er ist heute Zugläufer für 5:59 und hat damit die Mission, alle Schäflein möglichst vor dem Zielschluss in die

Festhalle zu bringen. Viel Begleitung hat er nicht, aber das kann sich ja ändern.

Nach etwa einer halben Stunde ist auch der letzte Läufer bei Kilometer 1 vorbeigekommen. Ich drehe mich herum und schaue mir einen großen Teil des Feldes noch einmal an, während es Kilometer 3 passiert. Ein Nichtläufer würde sich vielleicht fragen, worin um alles in der Welt, hier der Reiz liegt. Das kann ich mir aussuchen. Ich kann mir das ganze Feld als eine riesengroße Lauf-Modenschau vorstellen. „Streetwear" sozusagen. Nie werde ich mehr Kombinationen von Jacken, Shirts, Hosen und Strümpfen sehen als hier. Ich kann die Tchibo-Passform mit der von Nike vergleichen und feststellen, dass Adidas-Jacken immer ein bisschen kurz sind. Ich sehe, wie schwarze Kompressionsstrümpfe bei kleinen Frauen wirken (besser als weiße) und dass es jetzt immer mehr pinkfarbene gibt. Das macht Spaß. Ich kann mich aber auch auf die Kostüme konzentrieren und darauf hoffen, dass bald eine laufende Sebamed-Flasche vorbeiläuft. Oder Michel mit einem Riesen-Baguette unter dem Arm. Ich kann mich darüber freuen, dass es Menschen gibt, die in einem Kuhkostüm laufen und dabei einen Rucksack in Form von „Shaun dem Schaf" tragen. Und ich kann die Frauen mit lilafarbenem Haar zählen, die gestern offensichtlich noch auf einer Halloween-Party waren. Ebensogut könnte ich mich auf orthopädische Aspekte konzentrieren. O-Beine betrachten, hüpfende Vorfußläufer, stampfende Entenfüßler oder kraftvolle

Beine-in-die-Luft-Werfer. Es gibt endlos viele Möglichkeiten, das Feld zu betrachten. Am liebsten sind mir Gesichter. Aber das wird erst bei Kilometer 35 richtig spannend.
Ich warte wieder bis Peter vorbei ist und ziehe zur Alten Oper. Etliche Zuschauer machen das Gleiche. Von weitem hört man schon die Einpeitscher-Musik an der hr-Bühne („Let's get loud!"). Hier sehe ich nur noch das letzte Viertel des Feldes und schon jetzt ist abzusehen, dass sich einige schwer tun werden. Bereits bei Kilometer 6 sieht man hochrote Köpfe und hört schweren Atem. Mit diesen Läufern möchte ich nicht tauschen. Es ist ganz nett, ein wenig Musik und Moderation zu haben. Aber vier Stunden wollte ich hier nicht stehen. Auch als Zuschauer braucht man seine nachdenklichen Minuten. Wo ist Peter? Ah, da. Jetzt kann ich ja wieder gehen.

Dann kriege ich noch ein Stück des Mini-Marathons der Kinder mit. Kinder anfeuern ist viel einfacher als Erwachsene. Leider reagieren die allerdings so unmittelbar auf Motivation, dass sie sich sofort übernehmen und dann gleich wieder gehen müssen. Einmal zu kräftig gerufen und der kleine Läufer hechtet sich die Seele aus dem Leib – für die nächsten 20 Meter. „Hau rein!" wäre also die falsche Ansage. Hier muss man eher maßvoll vorgehen und die Regieanweisung am besten gleich mitliefern: „Schön langsam durchlaufen, du hast es gleich geschafft!" Oder bei denen, die schon gehen: „Du kannst bestimmt schon wieder ein Stückchen laufen! Ist nicht mehr weit." Das klappt ganz gut.

Jetzt hab ich mir einen Kaffee und einen Riegel verdient. Manchmal habe ich auch Streuselkuchen dabei, aber das hat heute nicht geklappt. Jetzt kann ich mich kurz auf den Randstein setzen und mich für die kommenden Aufgaben stärken. In einer halben Stunde geht es weiter und dann wird es keinen Moment mehr geben, an dem man guten Gewissens ausruhen kann. Wieder kündigen der Hubschrauber und das magische Auto mit der Uhr die Elite an. Zwei Männer haben sich abgesetzt – mein Favorit ist nicht dabei. Der mit dem blauen Hemd, Gilbert, fletscht ein wenig die Zähne. Er sieht angestrengt aus. Robert neben ihm wirkt lockerer. Aber was weiß man schon über kenianische Gesichter bei km 35? Vielleicht läuft Gilbert einfach immer so.

Man muss es 5-Stunden-Läufern einmal zum Trost sagen: Schnelle Läufer sehen bei km 35 auch oft nicht mehr gut aus. Hier werden Zähne gefletscht, Augenbrauen hochgezogen und Salz aus den Augen gerieben. Auch die Schnellen müssen kämpfen. Sie haben Krämpfe und machen Gehpausen. Ein Äthiopier weit vorne geht. Er sieht nicht so aus, als wollte er das Rennen fortsetzen. Aber die Abkürzung zurück zur Messe nimmt er auch nicht. Er geht einfach weiter, als würde ihm die Enttäuschung jede logische Überlegung rauben. Hier kann mein Puschel absolut nichts mehr tun. Das sind für mich die schwierigsten Momente. Was ruft man jemandem zu, der mit schmerzverzerrtem Gesicht an einem vorbei humpelt? „Du siehst gut aus“? „Ist nicht mehr weit“? Beides wäre gelogen. Es ist bei km 35 noch verdammt weit, wenn es einem schlecht geht.

Und wenn es einem schlecht geht, ich meine, richtig schlecht, dann kann man Zuschauer auch hassen. Man kann sie dafür hassen, dass sie gerade etwas trinken, was man selbst gern hätte. Dass sie da sind, wo man sie nicht haben will. Dass sie nicht da sind, wo man sie haben will. Und am meisten hasst man sie, wenn sie da stehen und einen mit regungslosen Gesichtern anstarren. Man kann als Zuschauer nicht stundenlang ununterbrochen klatschen, brüllen oder klappern. Aber man muss irgendetwas tun. Sonst muss man nach Hause gehen. Man darf nicht regungslos Leute anstarren, das ist einfach nicht fair. Man kann lächeln und nicken und jemandem zuzwinkern, eine kleine Verbeugung machen. Das macht nicht viel Mühe und sagt doch, dass man noch im Spiel ist. Und nicht nur ein verständnisloser Voyeur anderer Leute Qual. Wenn es einem als Läufer gut geht, ist es egal – aber wie vielen Läufern geht es bei km 35 richtig gut? Ich will noch im Spiel sein und ich will nicht gehasst werden. Ich will helfen.

Ich puschle, lächle und nicke. Die Frau eines Läufers aus dem RUNNER'S WORLD Forum gesellt sich zu mir und wir scannen das Feld nach bekannten Gesichtern. Ich fühle mich wie ein Kind, das Wimmelbilder guckt. „Wo ist Walter?" heißt eine Kinderbuchreihe. „Wo ist Gregor?", „Wo ist Kathrin?", „Wo ist Joe?", „Wo ist Daniela?" Wo sind denn all die anderen?

Prominenz kommt vorbei. „Lumi!" Luminita Zaituc verdient eine extra Würdigung. Sie ist schließlich so alt wie ich und läuft beinahe doppelt so schnell. Naja, jedenfalls fast. Das Feld ist jetzt auch deutlich zu riechen. Das ist in Ordnung. Wer 35 Kilometer gelaufen ist, hat ein gutes Recht, zu miefen. Salzkrusten zeichnen sich auf Schläfen und T-Shirts ab. Die ersten blutigen Brustwarzen sind zu sehen, Singlets werden zu abenteuerlichen, Borat-artigen Konstruktionen geknotet, um empfindliche Brustwarzen frei zu legen. Ein Läufer hat den Kragen seines T-Shirts im Mund. Ein anderer mit einer weißen Tight hat sich einen unübersehbaren blutigen Wolf gelaufen. Was tragen diese Menschen nur alle im Training?

Auf der anderen Seite, bei km 41, geht jetzt ein Raunen durch die Zuschauer. Der Führende ist im Anmarsch. Gilbert hat Robert abgehängt. Er fletscht immer noch die Zähne. Vielleicht sollte ich das auch mal probieren, es macht anscheinend schnell. Robert folgt bald darauf. Das war es wohl.

Jedes bekannte Gesicht, das ich im Feld entdecke, ist eine Freude. In meinem Wimmelbildbuch darf ich eine Seite umschlagen. Mindestens ebenso schön ist es, wenn die Läufer mich entdecken. Sie rufen meinen Namen und dann muss ich schnell reagieren. Wo, wo, wo? Da! Wir haben uns gefunden – yeah! Manche grüßen mich, obwohl ich sie gar nicht kenne. Egal. Schon ist wieder jemand kurz von seinem Schmerz abgelenkt. Kathrin muss ich verpasst haben. Sie sollte längst hier sein, der 3:30-Luftballon ist vorbei. Wie schade. Und dann sehe ich sie plötzlich doch, inmitten der tausenden unbekannten verschwitzten Gesichter. Ich freue mich enorm. Gefunden! Es läuft nicht so gut.

Kann man trösten? Nein. Ein enttäuschter Läufer ist während des Laufs untröstlich. Bestenfalls vernünftig. Man kann nur da sein.
Viele Läufer sehen wild entschlossen aus. Nicht jeder hat gerade ein Tief. Manche lachen und begrüßen ihre persönlichen Groupies. Obwohl hier nicht viele stehen. Mein Standplatz ist ein Geheimtipp. Immer mehr Läufer lachen auch über den rosa Puschel. Jemand läuft extra zu mir herüber und sagt mit gebrochenem Deutsch: „Das sieht sehr schön aus.“ Besonders jetzt, wo die Läufer immer langsamer werden, ist Zeit da für Begegnungen. „Das rosa Ding hab ich doch vorhin schon gesehen!“ „Ich stand ja auch vorhin schon hier!“ Und immer mehr Leute rufen aus dem Feld: „Du stehst ja immer noch da!“ und ich rufe: „Ich musste doch auf dich warten, wo bleibst du denn!“ Wir kennen uns gar nicht, aber das ist ganz egal. Mit etwas Glück werden sie sich noch einen Kilometer lang darüber freuen (die Gedanken fließen zäh beim Marathon). Ein gutes inneres Foto für später.
Joe taucht auf und erzählt, dass er bei km 32 Party gemacht und Bier getrunken hat und sich deshalb leider heute verspätet. Auch das gibt es. Es gibt alles. Verdorbene Mägen, verkrampfte Oberschenkel, gezerrte Waden und Glück. Unendliches Glück, dass das hier alles möglich ist. Man kann es durch die Salzkrusten sehen. Vor allem, wenn ich mich umdrehe und die Läufer bei km 41 betrachte. Noch einen Kilometer. Was ist ein Kilometer gegen die 41 zurückliegenden und die unzähligen Trainingskilometer davor? Ein Pups.

Er bläht sich auf, als wäre er der wichtigste, der längste und der schwerste Kilometer. Der letzte Kilometer ist ein Blender. Aber die Läufer lassen sich nicht blenden. Sie wissen im Grunde ihres Herzens, dass sie diesen Kilometer auf einer halben blutigen Zehe nach Hause laufen. Und das kann man in den Gesichtern sehen. Manchmal entgleiten die Gesichtszüge schon jetzt. Zähne zusammenbeißen, Lachen und Heulen liegen sehr nah beieinander.

Jetzt wird das Feld langsam löchrig. Man kann für einzelne Läufer die Welle machen. Namen rufen. Uga-Aga-Uga tanzen. Ältere Damen laufen mit Stil. „Oh, Dankeschön für die Anfeuerung!“ Mir tut der Rücken weh. Seit Viereinhalb Stunden stehe ich jetzt hier. Ich kann jetzt nicht gehen, wo noch so viele langsame Läufer unterwegs sind. Wenn die kommen, die am meisten Anfeuerung brauchen, leeren sich die Straßen. Zum Glück wird es heute nicht auch noch kühl, wie sonst oft. Und wieder: „Stehst du da immer noch?“ „Du läufst ja auch immer noch, was soll ich machen?“ Manchmal wollen Läufer nicht gestört werden. Sie sind in sich gekippt und versuchen einfach nur, sich vorwärts zu bewegen. Dann bin ich still und lächle und nicke. Jetzt warte ich nur noch auf Peter, den Schlussläufer. Nach über fünf Stunden Puscheln geht nichts mehr. Ich muss nach Hause. Peter hat einen asiatischen Laufveteranen neben sich. Ich freue mich, die beiden zu sehen. Auch, weil sie meinen Feierabend bedeuten.

Und dann laufe ich ein bisschen mit. Das Tempo ist langsam genug für einen Menschen mit Thermoskanne im Rucksack. Wir sind ein lustiges Trio. Der unverdrossene, wild entschlossene Asiate, der große Mann mit dem Luftballon und die kleine Frau mit einem rosa Puschel um den Hals. Fast einen Kilometer laufe ich mit. Ich wünschte, ich hätte Laufschuhe an und keine Daunenweste, sondern Laufsachen. Ich würde jetzt so gerne mitlaufen und auch ins Ziel kommen. Aber der Puschel-Marathon in Frankfurt hat eben nicht ein großes Ziel, sondern 12.000 kleine.

Wie man vergnügt einen großen Apfel durchläuft, obwohl der Wurm drin ist.

Der New York City Marathon (2007).

Irgendjemand hat mir über Nacht die Augen zugenäht. Sie gehen einfach nicht auf. Es ist viel zu früh. Doch kaum ist das Licht im Zimmer an, mischt sich geschäftige Aufregung in die Müdigkeit. Zwar liegen alle Kleidungsstücke bereit, aber man kann sie immer noch von rechts nach links legen. Und die Mütze suchen. Und die Sonnenbrille putzen. Dann die Sonnenbrille verlegen und suchen. Man kann den Fotoapparat noch einmal aufladen und das Zimmer abwandern, um die beste Steckdose zu finden. Ach, man kann so vieles, wenn man doch eigentlich gar nichts mehr muss. Oder doch, man muss. Schon wieder. Ich war doch erst. Man kann auch den Fernseher anmachen, um zum 274sten Mal den Wetterbericht zu sehen. Kühl und sonnig. Der beste Tag der Woche. Na bitte. Die schönste Gelegenheit, um die Sonnenbrille zu verlegen, zu suchen und wieder zu finden. Man muss sich ja beschäftigen. Es ist viel zu früh. Um halb sechs gehen wir frühstücken. In dem kleinen Frühstücksraum riecht es wie jeden Morgen nach irgendetwas Klebrigem mit Apfel und Zimt. Am Buffet stehen Läufer und laden Bagel auf ihre Plastikteller als gäbe es kein Morgen. Viele sind ungeheuer dünn angezogen und ich fange sofort an, meine Mütze zu suchen. Verstohlen schiele ich auf die Startnummern. Die mit den blauen Zahlen sind die Schnellsten.

Die mit den grünen müssen auf der Verrazano-Brücke unten laufen. Die orangenen sind die Langsamen. Ich habe orange. Alle mümmeln ihre Bagels und Muffins, als wäre es ein ganz normaler Tag. Man gibt sich betont lässig. Nur der ein oder andere Lacher gerät auffällig laut. Um kurz vor sechs steigen wir in den Bus ein, den Interair für uns bereitstellt. Der Reiseleiter ist aufgeregt. Werden alle pünktlich sein? Immer wieder vergisst ein Dussel seinen Chip und muss noch einmal zurück in den 12. Stock. Wartezeit am und im Aufzug: 10 Minuten. Wir jedenfalls sitzen im Bus. Ich habe nicht verschlafen, bin warm angezogen und drücke meinen riesigen Läuferbeutel an mich. Der Chip ist da, die Sonnenbrille, die Mütze, die Getränke, der Fotoapparat – alles wird gut. Dies ist mein achter Marathon, aber alles ist eben etwas anders. Das kann einen schon mal ein bisschen kribbelig machen.
Der schwarze und lässige Busfahrer löscht das Licht im Bus. Die Männer rufen „Whoo“, und die Frauen kichern wie Teenager. Der Busfahrer schnalzt mit der Zunge und brummt „Behave!“ Interair versorgt uns noch mit gelben Plastikwesten gegen die Morgenkälte am Fort Wadsworth, dem Militärareal, wo uns der Bus wieder ausspucken wird und auf dem wir dem Lauf entgegenlagern – und los geht's. Alle tun, so, als ob sie noch etwas dösen, was nahezu unmöglich ist, wenn in beinahe menschenleeren Straßen die Sonne aufgeht. Menschen sieht man in der Tat kaum, dafür umso mehr Busse. Alle streben sie der Verrazano Brücke zu, als wäre dahinter die Arche Noah zu erwarten.

Die Brücke wird um sieben gesperrt, das macht das Ganze spannender. Eine Reifenpanne sollte man jetzt nicht haben. Natürlich haben wir keine (man wird doch mal unken dürfen!), der schwarze Busfahrer wünscht uns viel Glück und wir sind mit den anderen 38.700 Läufern allein. Damit wir uns nicht einsam fühlen, empfangen uns gleich am Bus einige Helfer. Es ist Sonntagmorgen, kurz vor sieben, und hier stehen Menschen in der Kälte, die dafür nicht einmal bezahlt werden und machen für uns die Welle. Sie wünschen uns Glück und einen schönen Tag, sie fragen uns, wo wir herkommen und wie wir heißen, sie bejubeln uns, noch bevor wir einen einzigen Laufschritt getan haben. Noch nie habe ich so fantastische Helfer gesehen. Bevor ich an unseren Wartezonen angekommen bin, bin ich den Tränen nahe. Wo gibt's denn sowas!

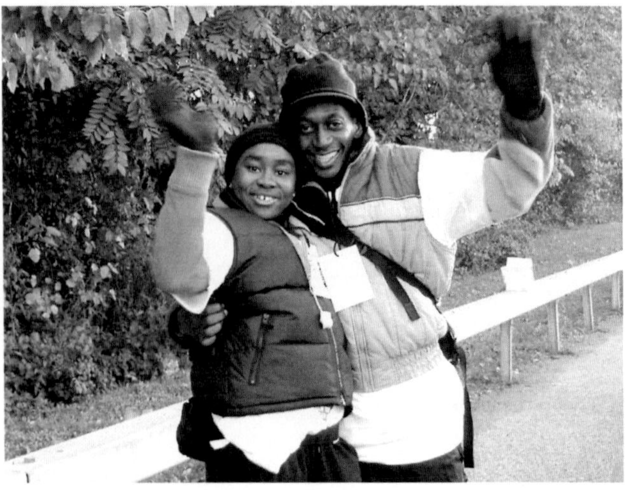

Die orangefarbene Zone heißt „Grete Waitz-Area" und wir freuen uns über die Würdigung der schwer kranken Läuferin, die neun Mal den New York Marathon gewonnen hat. Wir suchen uns einen Platz auf der Wiese, als wären wir im Freibad und an Stelle der Handtücher breiten wir Plastikfolien, Zeitungen und Alukissen aus. Die besten Plätze sind hier an der Sonne, und wir erhaschen einen davon. Was nun beginnt, ist eine Mischung aus Woodstock, Camping und der größten Altkleider-Modenschau der Welt. Die Läufer tragen Mützen, die Zwerg Nase zu peinlich wären, Trainingsanzüge aus dem frühen Tertiär, Sweatshirts vom letzten John Denver Konzert und Skijacken aus der Zeit von Toni Sailer. Dazu sitzen sie auf Pappkartons und Folie und hüsteln ein bisschen vor sich hin. Würden wir nicht alle so aussehen, würden wir uns gegenseitig bestimmt einen Dollar hinwerfen. Natürlich gibt es auch die Luxusvariante: Ein offensichtlich verwöhntes Pärchen lagert auf einem 20 Zentimeter hohen aufblasbaren Gäste-Doppelbett. Keine Ahnung, wo sie das später lassen wollen. Viele rollen sich in alte Decken und Schlafsäcke, Hartgesottene liegen ohne Unterlage flach auf der Erde, die Arme verschränkt, die Kappe im Gesicht. So gilt es, drei Stunden zu überbrücken.

Meine Großeltern haben mir keinerlei warme Kleidung hinterlassen und so trage ich eine Steppjacke, die ich eigens für diesen Zweck bei ebay erstanden habe. Für einen Euro, versteht sich. Eine Jacke kaufen, einmal tragen und dann wegwerfen – heute bin ich Paris Hilton für einen Tag.

Ich gehe durch das Geraschel und Geknister der Folien die Lage peilen. Es gibt Bagel (schnell) und warmen Tee (mit Wartezeit). Die Toilettenlage erscheint großzügig.

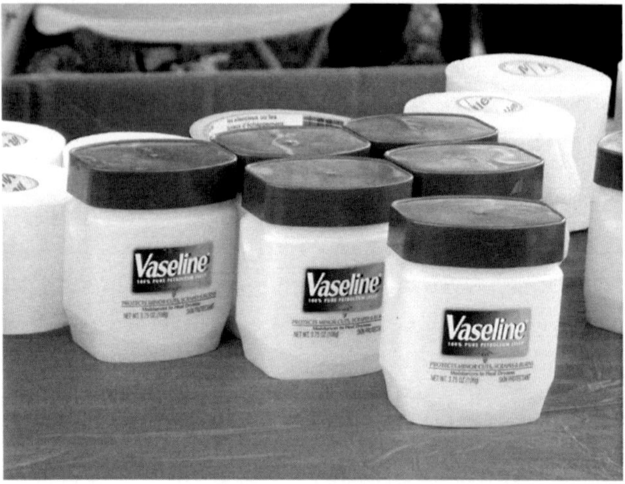

Man kann sich noch einmal aus Vaseline-Bechern bedienen, die so groß sind wie ein Familienglas Nutella. Und man kann sich noch einmal fotografieren lassen, jetzt, wo die Frisur noch sitzt. Die Größe des Areals lässt den ganzen Wahnsinn der Logistik erahnen. Am Fotopoint treffen wir einen Freund (man kann sich hier sogar verabreden), und ich begebe mich wieder in die Clochard-Haltung auf der Plastikfolie. In dem großen Zelt nebenan (wer will bei strahlendem Sonnenschein schon ins Zelt) beginnt jemand in ein Mikro zu singen, der beim besten Willen nicht singen kann. Ich flüchte schnell zu den Dixi-Häuschen, die hier Portapotties genannt werden und fantasievolle Aufdrucke haben – „Royal Flush“, zum Beispiel. An dieser Stelle ein kleiner Tipp für alle, die noch in New York laufen wollen: es gibt zwei verschiedene Sorten Toilettenhäuschen. Die, an denen man sich gegenseitig die Lebensgeschichte erzählt, Kochrezepte austauscht und den kompletten Text von „New York, New York“ rekonstruiert. Und die, in die man einfach hineingeht und pieselt. Die ersteren sind deutlich beliebter. Vor ihnen bilden sich lange Schlangen. Die anderen liegen etwas weiter weg im hinteren Teil des Areals. Dort steht kaum jemand. Man kommt schlecht ins Gespräch, ist aber schnell erleichtert. Man muss eben Prioritäten setzen.

Als ich zurückkomme, hat das Wesen am Mikro das Zelt beinahe leergesungen. Ich mache ein paar Fotos, und dann beginnt auch bald der Strip: Vorsichtig entledigen wir uns testhalber der ersten Kleidungsstücke. Auch die Menschen um uns herum lassen gähnend ihre antiken Joggingbuxen fallen. Als reine Übersprungshandlung beißen wir noch einmal leidenschaftslos in irgendetwas aus unserer Tüte, das essbar aussieht, und dann heben wir unser Lager auf. Irgendwann muss ein Läufer tun, was ein Läufer tun muss: den Kleiderbeutel abgeben. Wir sind gelassen, schließlich wissen wir genau, wo wir hin müssen. Die folgende halbe Stunde entwickelt sich allerdings zum Desaster und ist der einzige schwarze Fleck auf der ansonsten blütenweißen Weste der Organisation. Die nummerierten UPS-Wagen, die unsere Kleiderbeutel entgegen nehmen, stehen in einem teilweise eingezäunten Areal. Zu viele

Läufer kommen auf einmal dorthin und verstopfen Ein- und Ausgang. Niemand kommt mehr hinaus oder hinein. Wir stehen starr und hoffen. Hoffen, dass der Ordner am Zaun eine Lösung findet, dass der aufkeimende Unmut nicht in Aggression umschlägt, dass niemand in der dichten Menge eine Panikattacke bekommt, dass die von hinten hinzukommende Menge die Lage begreift und nicht drückt. Glücklicherweise sind Läufer Wunderwesen, die auch solche Situationen mit relativer Ruhe überstehen. Beutel werden über den Köpfen durchgegeben und wir finden ein Entkommen zwischen den engstehenden Wagen. Jetzt schnell noch eines der unkommunikativen Portapotties aufsuchen und ab in den Startblock.

Die Startzonen, sogenannte Corrals, sind nach Startnummern in Tausender-Schritten unterteilt. Wir schieben uns irgendwo zwischen die langsamsten der schnellen Frauen und die schnellsten der langsamen Männer. Ein 4:30 Pace-Luftballon weht über unseren Köpfen, das passt ungefähr. Wieder einmal befolgen einige Läufer die berühmte Dummbatz-Regel: Entledige dich deiner alten Jogginghose erst, wenn du in der Menge stehst und weder Platz noch Halt hast, um das Ganze reibungslos zu tun. Darauf folgt unmittelbar die Dummbatz-Regel Nr. 2: Lass die ollen Klamotten dort liegen, wo du stehst, damit nachfolgende Läufer sich darin verfangen und stolpern. Während wir langsam Richtung Brücke geführt werden, bemerken wir, wie beliebt die zweite Regel ist. Die Menge stapft wie Störche im Salat über das Weggeworfene, um nicht daran hängen zu bleiben.

Wir passieren ein Corral-Schild nach dem anderen, bis wir an F1-F100 vorbeikommen. Hier standen eben noch Catherine Ndereba und Paula Radcliffe. Die Brücke kommt immer näher und es wird alles immer unwirklicher. Plötzlich tut es einen großen Schlag – pünktlich erfolgt der Startschuss. Wir marschieren weiter, während auf der Fahrbahn neben uns bereits gelaufen wird, die „Blauen“ sind schon unterwegs. Bald laufen auch wir, vorsichtig, feierlich und unsicher. Wo ist denn der Start? Von irgendwoher ertönt der unvermeidliche Sinatra und brennt sich zusammen mit der Sonne, der Brücke und der bunten auf und ab wippenden Menge für immer ins Gedächtnis. „Da ist die Matte!“, rufe ich und wir lauschen mit feuchten Augen dem ersten Piepen der registrierten Chips. Für mich kommen jetzt ein paar Fotostops und ich verliere meinen Begleiter aus den Augen. Nachdem Sinatra außer Hörweite ist, wird es seltsam still.
Es wird deutlich weniger geplaudert als sonst auf dem ersten Kilometer. Als wir die Brücke verlassen, ist Schluss mit Stille. Brooklyn empfängt uns mit der geballten Kraft ausgeschlafener Lungen. Die Zuschauer haben auf uns gewartet und wir auf sie – so freuen wir uns, einander zu sehen. Wir begrüßen uns wie alte Bekannte. Nachdem ich langsam angefangen habe zu begreifen, wo ich bin und was ich da gerade tue, habe ich Zeit für ein ausgiebiges T-Shirt-Studium.

In New York ohne Botschaft zu laufen ist beinahe unmöglich. Die kürzeste besteht im eigenen Namen, den man sich auf das T-Shirt malt oder pinnt. Die Message lautet: „Feuer mich an, brüll meinen Namen, das hilft mir.“ Varianten davon lauten z.B.: „Don’t let me stop!“ oder „Push me here“ (mit einer markierten Stelle auf dem Rücken). Manche wollen noch ein bisschen mehr erzählen wie „This is my very first marathon!“ oder „This is my father“ (mit einem Pfeil nach links). Dann gibt es natürlich die Ranschmeisser mit den schlichten „I love NY“-Shirts oder etwa in der holprigen, patriotischen Version: „Moin, moin – Ostfriesland is greeting New York“. Nicht zu vergessen all diejenigen, die den Lauf jemandem widmen, oft einem verstorbenen Angehörigen oder einfach den eigenen Kindern: „My Dad is watching me from the sky“ oder „I do this for Mia and Dennis“. Meistens gibt es auf diesen Shirts auch Fotos zu sehen, von lachenden Feuerwehrmännern und schlecht belichteten Kindergesichtern beim Essen. Die häufigsten Shirts sind allerdings die der zahlreichen Charity-Partner. Wer ein solches T-Shirt trägt, hat in den letzten Monaten fleißig Geld gesammelt. Eine vorgegebene Mindestsumme garantiert einen Startplatz – für Amerikaner neben der Qualifikation die einzige Möglichkeit, ohne Lotterieglück dabei zu sein. Eine der größten Charity-Gruppen bildet „Fred’s Team“, benannt nach dem an Krebs verstorbenen Vater des NYC Marathon Fred Lebow. Mit dem Slogan „Imagine a world without cancer“ sammelt Fred’s Team für ein Krebsforschungszentrum. Insgesamt kommen heute etwa 13 Millionen Dollar für wohltätige Zwecke zusammen – nur durch Läufer.

In Brooklyn zu laufen ist großartig. Die Straßen sind breit, und überall stehen dunkelhäutige Kinder, die abgeklatscht werden wollen. Manches Mal sind die Hände so klein, dass man sich bücken und sehr genau zielen muss, um sie zu treffen. Die Hände sind winzig, weich und vollkommen schlapp. Vor allem bei den Jungs wird jeder Treffer wie ein persönlicher Triumph gefeiert. Auf der anderen Straßenseite laufen, etwas versetzt von uns, immer noch die schnellen Blauen. Sie haben einen großen Vorteil: Auf der rechten Seite stehen die meisten Bands. Sie sind ganz und gar unglaublich. Durchschnittlich alle 500 Meter steht eine Band. Damit ist nicht etwa eine Handvoll Sambatrommler gemeint, sondern oft eine Rocktruppe in bester Besetzung. Sie heißen Happy Anarchy, Superman's Guest List oder Death by Choice. Sie sind laut und groovy. Der New York City Marathon ist ein riesengroßes Open-Air-Konzert. Zwischen Meile 8 und 9, nachdem orange, grün und blau vereint laufen (der erwartete Stau bleibt aus), komme ich an Bishop Loughlin High School's marching band vorbei. Sie spielen den Titelsong von „Rocky". Sie haben ihn auch schon für Paula Radcliffe gespielt. Und für Lance Armstrong. Sie spielen ihn auch für RTL Anchorman Peter Kloeppel. Für die laufende Banane, für den Schweizer, der in einem Schaumstoff-Käse läuft, für Chewbacca aus Star Wars, für Katie Holmes und für den Paddington Bär. Sie spielen dieses eine Stück den ganzen Tag. Jedes Jahr, seit 30 Jahren.

Vor mir laufen Menschen, die so aussehen, wie Pacemaker. „Pace Team“ steht auf ihrem Rücken. Die Sache hat nur einen Haken: Darunter steht bei dem einen 4:20, bei dem anderen 5:40. Hier stimmt etwas nicht. Mit detektivischem Spürsinn finde ich heraus, dass es sich nicht um Pacemaker handelt, sondern um „Ich-würde-gern-ungefähr-so-lange-brauchen-Läufer“. Jeder konnte sich auf der Marathon-Messe einen solchen Zettel mit einer beliebigen Zeit besorgen und sich auf den Rücken pinnen. Es ist eine der vielen Maßnahmen, die hier die Kommunikation fördern. Rein sportlich gesehen ist das ganze völlig nutzlos, da viele der Läufer offensichtlich keinen Schimmer haben, wie schnell sie eigentlich unterwegs sind. Macht nix. War ja gut gemeint. Apropos rein sportlich gesehen: Ich merke schon jetzt, dass dies nicht mein Tag ist. Die Beine sind schwer und steif und ich kann sie deutlich spüren, obwohl ich mich sehr langsam durch Brooklyn schiebe. Außerdem habe ich ungeheuren Durst. Es sind nicht einmal 15 Grad und ich trinke wie ein Pferd. Mein mitgebrachtes Getränk ist schon zur Hälfte ausgetrunken und ganz gegen meine Planung trinke ich knallgrünes Gatorade und Wasser. Seltsam ist das mit dem Durst. Zur Erheiterung will mich der Stadtteil ein bisschen necken und zeigt mir den Stinkefinger in Form eines großen Gebäudes, auf das wir jetzt zulaufen. Es sieht tatsächlich so aus wie eine Hand mit einem ausgestreckten Mittelfinger.

In Williamsburg wird es merklich ruhiger. Nur wenige Zuschauer haben sich hier platziert. Die Juden, die dieses Viertel bewohnen, scheinen am Marathon beinahe demonstrativ uninteressiert. Ich atme durch, falle ein wenig in mich und bemerke, dass meine Oberschenkel verdächtig ziehen. Und wir haben nicht einmal die Hälfte erreicht. Ich bin verblüfft, so kenne ich mich gar nicht. Im letzten Teil von Brooklyn steppt wieder der Bär, es wird gerufen, gejubelt und geklappert. Bei deutschen Marathons sind die hochgehaltenen Schilder oft an einen Läufer gerichtet, man liest „Dieter, du schaffst es“ oder „Papa, du bist der Größte“. Hier sind die meisten Schilder für alle gedacht. „Go, go, go!“ oder „You’re great, almost there“ findet man überall. Letzteres tatsächlich noch vor der Halbmarathonmarke. Optimismus ist etwas Wunderbares.

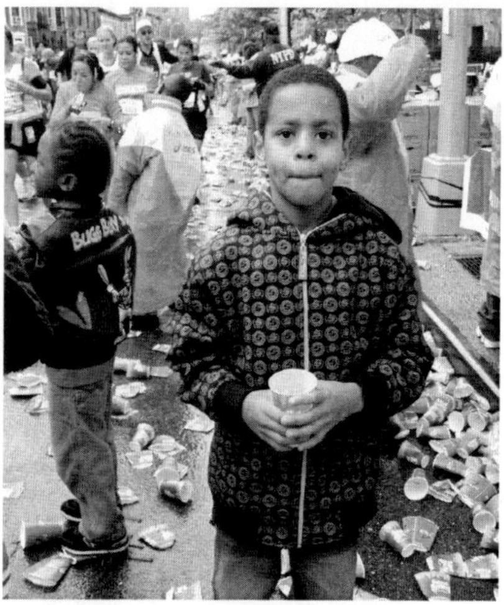

Bei Meile 13 halte ich nach der Interair-Fahne Ausschau. Hier soll jemand fotografieren. Ein guter Plan, wer weiß, wie ich später aussehe, wenn das so weiter geht. Aber ich verpeile die Fahne und konzentriere mich stattdessen auf den fantastischen Ausblick von der Pulaski-Bridge. Es ist ein Jammer: Im Zusammenhang mit dem NYC Marathon liest man über die Brücken immer nur von Höhenmetern, Steigungen, Gehpausen und Krämpfen. Aber selten wird darüber berichtet, wie unglaublich schön diese Brücken sind. Die schönste von allen ist die Queensborough-Bridge, die man schon zwei Meilen zuvor sehen kann. Sie ist einer der Höhepunkte der Strecke. Lang und anstrengend und wenn man sie durchmessen hat, kann man sie noch einmal von unten betrachten. Dank der schmerzhaften Muskelverspannung in den Oberschenkeln wird mir die Brücke zum Freund. Bergauflaufen tut mir gut, der Aufprall erscheint nicht so hart.

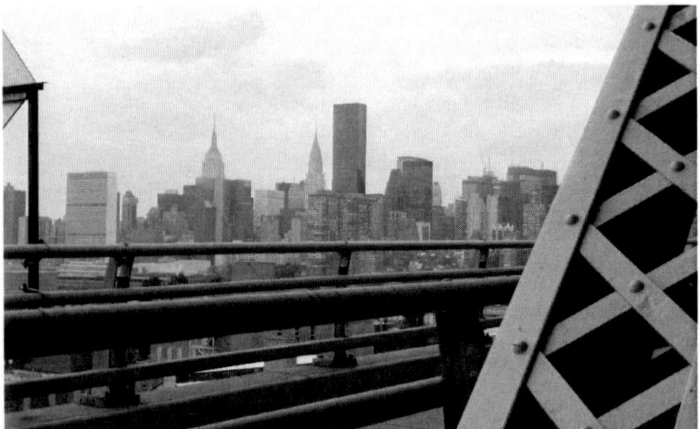

Nach der Queensborough-Bridge sind wir in Manhattan. An Queens habe ich kaum besondere Erinnerungen. Außer, dass ich mich mit einer jungen Dame beinahe um ein Portapottie prügelte. Sie gewann und ich zog zur nächsten Meile. Anstehen bei einem Marathon ist blöde aber unvermeidlich, wenn man als Gatoradeflasche auf zwei Beinen unterwegs ist. Aber zurück (bzw. vor) zu Manhattan.
Vier Meilen stracks geradeaus sind nicht jedermanns Sache. Wenn man allerdings wie ich den „Is jetzt auch egal"-Status schon bei Kilometer 28 erreicht (sonst frühestens bei km 38), dann ist das jetzt auch egal. Die First Avenue ist lustig. Man schaut nach rechts (und es jubelt), dann schaut man nach links (und es jubelt auch). Ich fühle mich ein bisschen wie der Papst. Ich hätte auch überhaupt nichts dagegen, jetzt in einem gläsernen Auto gefahren zu werden, denn die Beine schmerzen mehr und mehr. Außerdem müsste ich dann diesen seltsamen Geruch nicht mehr einatmen, der seit einer Weile über der Stadt hängt. Was ist das bloß? Anfangs dachte ich, es wäre die Chemie aus den Toilettenhäuschen. Aber die kann doch unmöglich so nachhaltig sein. Es riecht chemisch, ein bisschen süß, ein bisschen minzig. Bald habe ich eine Salbe in Verdacht. Die medizinische Versorgung ist großartig, nach jeder Wasserstation kann man Vaseline nachlegen, Pillen einwerfen, sich mit Eisbeuteln schockfrosten und Salbe schmieren. Da die Strecke praktisch eine einzige Wasserstation ist, gibt es auch überall Salbe. Obwohl sich meine Beine am Ende der First Avenue bereits anfühlen

wie Bohrtürme, komme ich nicht auf die Idee, mich an einer der Stationen versorgen zu lassen. Ich habe keine Ahnung, was mir helfen könnte, außerdem habe ich Angst, es könnte dadurch schlimmer werden (es wurde schlimmer, ganz ohne Salbe und Eis). Also mache ich einfach ein Foto von der Medizinstation. Wenn Paula an ein Titanhalsband glaubt, kann ich ja wohl auch daran glauben, dass mir das Foto einer Salbe helfen wird. Und weiter geht's.

Die Willis Ave. Bridge (auch schön) führt hinein in die Bronx. Sie ist mit einem gelben Teppich ausgelegt, um das harte Gitter etwas zu mildern. Der gelbe Teppich sieht auf der grauen Brücke hervorragend aus. Man sollte ihn liegen lassen. Am Ende der Brücke erwarten uns Dudelsackpfeifer. Ein Musiker trägt Laufschuhe zum Schottenrock. Solidarität, wohin man schaut. Es ist still geworden im Feld. Wir sind jetzt etwa bei Kilometer 32 und auf dem Weg durch die Bronx. Die Zuschauer hier scheinen noch herzlicher und engagierter als andere. Kinderhände strecken uns drei Bonbons hin, manche Anfeurer haben etwas Schokolade kleingeschnitten und halten uns den Teller entgegen. Wie schon in Brooklyn gibt es auch hier Frauen, die Tücher von einer Küchenrolle abreißen, um sie den Läufern hinzuhalten. Tatsächlich ist es angenehm, einmal zu schneuzen oder die verklebte Stirn zu wischen. Die Tücher werden dankbar angenommen. Nie habe ich das in Deutschland gesehen. Hier gibt jeder, was er kann, mindestens ein herzhaftes „You're looking good!“

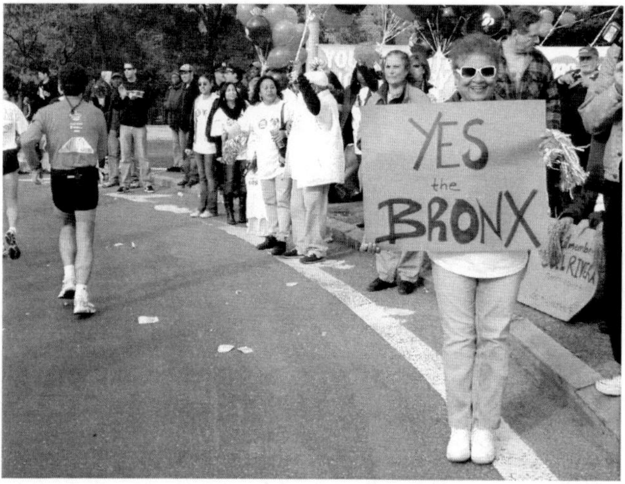

Fast bedaure ich, dass wir die Bronx verlassen, aber so langsam nach Hause zu kommen, das wäre mir schon auch recht. Ich dachte, durch meine Fotopausen würde ich zwischen 4:20 und 4:30 brauchen, aber das ist längst nicht mehr möglich. Vor meinem inneren Auge sieht mein rechter Oberschenkel unter der Haut aus wie ein Bündel gerissener Gitarrenseiten. Es tut ungeheuer weh. Ich kann die Beine kaum heben, schleiche immer wieder auf Zehenspitzen. Mein Tempo ist für meine Verhältnisse inzwischen grotesk langsam. Den Abschnitt zwischen km 30 und 35 laufe ich in 41 Minuten. Meine einzige Erklärung ist, dass ich in den letzten zwei Wochen viel zu wenig geschlafen habe und die letzten Tage in New York kaum geeignet waren, sich auszuruhen. Trainiert bin ich bestens; noch vor drei Wochen lief ich meine persönliche

Halbmarathon-Bestzeit. Sei's drum – der Marathon ist und bleibt ein Abenteuer. Meine gute Grundkondition verhindert zwar nicht die Schmerzen, hilft mir aber, jede Steigung ohne Probleme zu nehmen. Dann muss es eben langsam gehen.

Die Madison Ave. Bridge (Sagte ich schon, dass die Brücken hier schön sind?) ist die letzte Brücke. Sie führt hinein nach Manhattan. Gleich zu Beginn, in Harlem, treten zwei Rapper auf, die so gut sind, dass ich kurz stehenbleiben muss (die „Is jetzt auch egal-Phase" dauert an). Ich mag gar keine Rap-Musik, aber das hier ist wirklich großartig.

Und weiter geht's. Der Central Park ruft schließlich. Noch immer sind die Straßen übersät mit Handschuhen. Auf den ersten Kilometern dachte ich: Bald werden doch wohl alle ihre Handschuhe weggeworfen haben. Aber es hört nie auf. Weißer Handschuh, schwarzer Handschuh, noch ein schwarzer Handschuh, wieder ein weißer Handschuh. Sogar die ganz neuen „Five Borough"-Handschuhe von der Marathonmesse sind dabei. Schade drum, die waren schön. So schleiche ich von Handschuh zu Handschuh, während an der Seite immer noch Menschen glauben, ich sei der Papst. „Almost there!" Donnerwetter, jetzt stimmt es ja sogar! Es ist toll, hier zu laufen. Bergauf ist eine große Erleichterung und bergab gehe ich einfach ein paar Schritte.

Es wird immer grüner um uns herum und ein paar Verwegene ziehen das Tempo an. Ach, würde es doch noch länger dauern. Ach, wäre es doch schon zu Ende. Körper und Geist sind sich wieder einmal nicht einig. 800 Yards to go. Sagt ein Schild. Wieviel um alles in der Welt sind 800 Yards? Sie machen es einem auch nicht einfach, diese Amerikaner.
Um mich herum jubelt's und kreischt's. Jetzt fühle ich mich ein bisschen wie Tokio Hotel. Sie machen's einem ganz schön einfach, diese Amerikaner. Almost there! 200 Yards. Es stehen schon Flaggen zwischen den Zuschauern. Ich tue so, als könnte ich noch laufen und laufe einfach ins Ziel. Klar heule ich ein bisschen, ich heule immer im Marathonziel. Dieses Mal heule ich vielleicht ein klitzekleines bisschen mehr. 4:57 – wie kann ich nur so langsam gewesen sein? Diese Medaille war wirklich hart erkämpft. Gleich kann man ein Foto machen lassen, damit man seine Frisur mit der auf dem Foto vor fünf Stunden vergleichen kann.

Dann geht alles wie auf einem sehr langsamen Fließband. Wir bekommen eine Folie gegen die Auskühlung und einen bleischweren Picknickbeutel mit Wasser, Gatorade, einem Riegel und einem echten Macintosh Apfel (die Sorte heißt wirklich so). Auf einmal ist alles still. Jemand hat den Knopf gedrückt. Niemand brüllt und rasselt mehr. Eine silbern glitzernde Karawane schiebt sich durch den Park. Ein paar Handys werden gezückt, aber die Gespräche sind leise. Ich setze mich kurz auf einen Randstein.

Sofort sind Helfer zur Stelle, um darauf zu achten, dass niemand von uns umkippt. Manche tun es trotzdem. Ich wuchte mich wieder hoch, zu groß ist die Sehnsucht nach trockener Kleidung. Die Sonne ist inzwischen verschwunden und ich mag nicht frieren. Siebenundsiebzig UPS Wagen stehen im Park, meiner ist die Nummer 56. Langsam zieht die Karawane. Kaum habe ich trockene Sachen an, geht es mir ausgezeichnet.

Ich bin in New York.

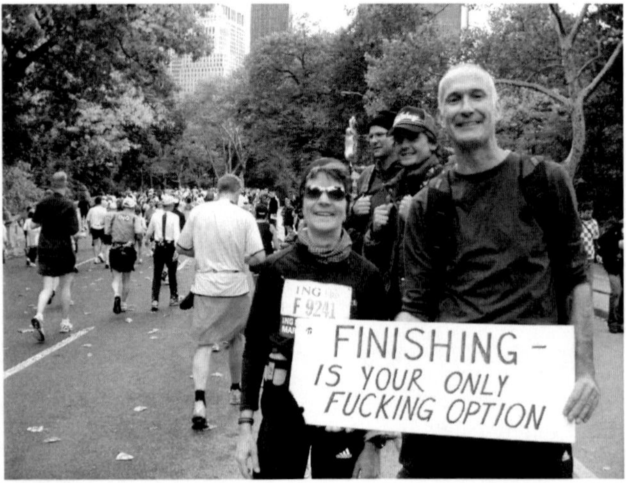

Vom Laufen und Kaufen,
von Schein und Sein.

Die 10 Volkslauftypen.

1. Die Zausel

Der Zausel ist typischerweise männlich, zwischen 60 und 80 Jahre alt, unrasiert und trägt das verbliebene Haar im Kopfkissenlook. Er ist klein, sehnig, zäh, bevorzugt ein verblichenes T-Shirt mit dem Aufdruck „Dumpelheimer Wiesenultramarathon 1982“ o.ä. und Schuhe aus dem Nachlass von Spiridon Louis. Zausel riechen oft säuerlich, sind aber rücksichtsvoll, hilfsbereit, freundlich und gutgelaunt.

Motivation: Karl, Horst und Dieter treffen.

Liebster Lauf: Ein Lauf auf dem Land, bei dem er auf Karl, Horst, Dieter und Streuselkuchen trifft.

Typischer Satz: „Ich sag immer: meine Anneliese läuft net mehr – aber meine Arthrose läuft noch!“

2. Die Einmaligen

Die Besuche der Einmaligen in der Volkslaufgemeinde sind Stippvisiten. Sie haben eine Wette verloren, oder wollen sich aus anderen Gründen beweisen. Sie haben den Artikel „In 3 Tagen zum Marathon unter 3 Stunden“ in der „Hedgefond-Week“ gelesen und fühlen sich jetzt für jede Herausforderung bestens gerüstet.

Nach ihrem Lauf, den sie nach eigenen Aussagen „wegen Übertraining“ abbrechen müssen, oder in 5:30 Stunden absolvieren, werden sie nie wieder gesehen.

Motivation: Die Medaille.

Liebster Lauf: New York City Marathon. Alles andere ist popelig.

Typischer Satz: „Wieso muss ich so weit hinten starten?“

3. Die Dampfplauderer

Dampfplauderer durchkämmen das Feld mit suchendem Blick. Ihr Ziel: ein Opfer. Während des Laufs pirschen sie sich an dieses heran, um dann das Feuer zu eröffnen. Die Antwort auf eine scheinbar harmlose Frage nimmt der Dampfplauderer zum Anlass, auf sein Opfer einzuplaudern. Die Themen: Laufen und Verletzungen, Verletzungen und Laufen.

Motivation: Über Laufen und Verletzungen reden.

Liebster Lauf: Lange Waldläufe ohne störende Anfeuerung.

Typischer Satz: „Ich bin so froh, dass ich hier laufen kann, nächste Woche muss ich wieder unters Messer!“

4. Die Novizen

Die Novizen erkennt man an ihren Augenringen. Bereits etliche Nächte vor dem großen Ereignis finden sie keinen Schlaf mehr. Die Frage, wieviel und wann sie während des Laufes essen und trinken müssen, bringt sie an den Rand der nervlichen Zerrüttung. Sie reisen mit einer 10 kg schweren Sporttasche an, haben aber das Handtuch vergessen.

Motivation: Ankommen.

Liebster Lauf: Benefizläufe über 5 km.

Typischer Satz: „Was tue ich mir da nur an? Ogottogottogott!"

5. Die Vereinsmeier

Der Vereinsmeier ist ein laufendes Facebook, nur ohne Datenschutzprobleme. Bei ihm laufen alle Fäden zusammen. Er sucht die schönsten Läufe heraus, organisiert Mitfahrgelegenheiten, holt morgens um sieben die Startnummern für alle ab und bietet seine Dienste als Pacemaker an. Ohne die hohe soziale Frustrationstoleranz von Vereinsmeiern funktioniert keine (Lauf-) Gemeinschaft.

Motivation: Die Scheidung vergessen.

Liebster Lauf: Ein Lauf, bei dem man hinterher stundenlang zusammensitzen kann.

Typischer Satz: „Alle mal herhören: Braucht jemand ein Blasenpflaster? Ich hab' hier welche."

6. Die Wissenschaftler

Die Wissenschaftler haben sich eine Excel-Tabelle mit ihren Trainingsdaten gebaut. Damit fällt es ihnen leicht, Herbert Steffny zu widerlegen. Alle anderen sowieso. Sie probieren selbstgepanschte Gels, das Warm up von tibetischen Gurus und nutzen alles, was an Technik auf dem Markt ist. Wissenschaftler sind selten auf den vorderen Plätzen der Ergebnisliste zu finden. Aber sie wissen immer, woran es gelegen hat.

Motivation: Eine neue Taktik ausprobieren.

Liebster Lauf: Egal.

Typischer Satz: „Den Cooper-Test halte ich für völlig überbewertet."

7. Die Singles

Singles kommen allein, laufen allein und gehen wieder allein. Freundschaft finden sie in einem Geflecht aus Ritualen, in das sie in der Umkleidekabine sofort eintauchen. Sie haben eigenwillige Gewohnheiten und neigen zu auffälligem Lauf-Outfit, etwa freiem Oberkörper, Wanderstiefeln oder geblümten Sporthosen. Da die Volkslaufgemeinde jeden so sein lässt, wie er mag, finden Singles immer ihren Platz.

Motivation: Unbekannt.

Liebster Lauf: Unbekannt.

Typischer Satz: „Ist hier noch frei?“

8. Die Tiefstapler

Tiefstapler sind in der Regel gute Läufer, die ihren Ehrgeiz verbrämen. Während tiefstapelnde Frauen von immenser Gewichtszunahme berichten, verkünden männliche Tiefstapler voller Bedauern, dass sie am Vorabend das siebte Weizen einfach nicht ausschlagen konnten. Beides hat das gleiche Ziel: dem bevorstehenden Erfolg mehr Glanz zu verleihen.

Motivation: Hoch.

Liebster Lauf: Nicht zu große Läufe mit der Chance auf eine Altersklassen-Platzierung.

Typischer Satz: „Ich will heute wirklich nur ein bisschen auslaufen.“

9. Die Ladys

Ladys sind das weibliche Pendant zu den Zauseln. Erstaunlicherweise sind Ladys und Zausel jedoch nie miteinander verheiratet. Sie haben jeweils nichtlaufende Partner, für die sie nach dem Lauf in einer mitgebrachten Tupper-Dose Kuchen horten. Ladys sind über 60, mädchenhaft, zupackend und fröhlich. Sie treten nie einzeln auf.

Motivation: Dem Enkel eine neue Medaille mitbringen.

Liebster Lauf: Kleine, verwegene Läufe auf dem Land.

Typischer Satz: „Ich muss heut' net so schnell sein, ich hab gestern vorgekocht."

10. Die Väter

Väter haben früher mal Handball gespielt. Aber dann kam der Reihenhausbau. Und die Kinder. Jetzt sind die Väter etwas hüftstark. Aber seit sie Achim Achilles lesen, fühlen sie den sportlichen Ehrgeiz zurückkommen. Väter lassen sich immer von ihrer Familie begleiten, die im Ziel bewundernd „Da kommt der Papi!" ruft.

Motivation: Beim Grillfest mit Freunden etwas erzählen können.

Liebster Lauf: Einer in der Nähe.

Typischer Satz: „Danke Schatz, es geht schon wieder."

Jetzt schon ans Schenkeln denken.

Nein, der Weihnachtsmann steht noch nicht vor der Tür und in der Überschrift ist auch kein Tippfehler. Gemeint ist viel mehr, dass jetzt, in frühsommerlichen Temperaturen, die Oberschenkel wieder ans Licht kommen und mit ihnen ihre große Leidenschaft: das gesellige Beisammensein ohne Rücksicht auf Reibungsverluste. Kurz: von artgerechter Haltung der Läuferoberschenkel soll hier die Rede sein.
Mit Oberschenkeln wird viel gehadert. Völlig zu Unrecht. Hätten wir sie nicht, würde unser Hintern ungebremst bis zu den Knien heruntersacken. Und das sähe nun wirklich nicht gut aus. Der Schenkel an sich ist ein freundlicher Geselle. Er ist überhaupt nicht gern allein. Das liegt bei ihm in der Struktur: schon einzelne Fettzellen sind am liebsten da, wo die anderen sind. Überall treffen sie sich in launigen Gruppen, während die Stellen ringsherum leer bleiben, wie eine schlechte Kneipe neben der Szene-Bar. So entstehen Dellen. Und auch als Ganzes fühlt sich der Schenkel schnell einsam. Er sucht Kontakt, am liebsten zu seinem Zwillingsbruder nebenan. Stets trachtet er danach, den Abstand zwischen ihnen beiden zu verringern – er schenkelt. Man darf den Kontaktwunsch nicht missverstehen: trotz seiner Suche nach Nähe ist der Oberschenkel kein Exhibitionist. Wird er mit einem Flatterhöschen oder gar einem Laufrock nur unzureichend bedeckt, fühlt sich der Schenkel herzlich unwohl.

Exkurs: Der Laufrock – Irrtum der Laufmodenevolution.

Es gibt Menschen (in der Mehrzahl Frauen), die mit Laufröcken gut aussehen. Aber nicht viele. Ich würde schätzen, 10 % der Durchschnittsläuferinnen in Wald und Flur. Der Laufrock soll weiblich wirken. Ich bin mir immer nicht ganz sicher, auf wen. Vielleicht sollte ich beim nächsten Lauf mal eine Passanten-Umfrage machen: „Wäre es Ihnen lieber, ich würde weiblicher wirken? Finden Sie, Läuferinnen sollten grundsätzlich weiblicher wirken?“ Komischerweise wirken alle Läuferinnen, die ich kenne, beachtlich weiblich. Dafür sorgt unter anderem so ziemlich alles, was am Läuferinnenkörper paarweise auftritt. Auch unsere Freunde, die Oberschenkel. Und die finden Laufröcke reichlich blöd. Der Laufrock oder das Flatterhöschen zerren nun also den schüchternen Oberschenkel mitsamt seinen Szene-Bars und leeren Kneipen ans Licht der Öffentlichkeit. Sofort versucht er, Kontakt mit dem Kumpel an seiner Seite aufzunehmen, um sich zu beratschlagen. „Alle gucken uns an, was machen wir bloß, um Himmels Willen, was machen wir bloß?“ Das gegenseitige Lamentieren ist eine hoffnungslose und aufreibende Angelegenheit. Am Ende des Laufs ist der Oberschenkel durch. Mit den Nerven und der obersten Hautschicht seiner Innenseite. Das rappelkurze Höschen und seine Cousine, das Lauföckchen, sorgen dafür, dass der Wolf nicht nur in der Lausitz wieder heimisch wird. Doch doch, es gibt sie, die Menschen, deren Oberschenkel Einzelgänger sind und sich nicht um den anderen scheren. Eliteläufer zum Beispiel. Kenianer. Äthiopier. Männer, die 55 Kilo wiegen. Aber wie der Name schon sagt, ist der Breitensport nicht der bevorzugte Lebensraum des schmalen Schenkels. Der Durchschnittsmensch, insbesondere die Durchschnittsfrau, hat herzhafte Schenkel, die wissen, was sie aneinander haben, mit Betonung auf „aneinander“.

Schlussplädoyer.

Mein Appell an alle Laufmodenhersteller:
Habt ein Herz für gesellige, aber verschämte Oberschenkel. Bietet ausreichend lange Kurztights. Druckt von mir aus ein Blümchen oder ein großes „W“ drauf, wenn ihr denkt, dass Läuferinnen sonst nicht als weiblich erkannt werden. Wollt ihr den Mädels wirklich etwas Gutes tun, stellt die Produktion von Laufröcken und ganz kurzen Laufhosen ab Größe 38 ein.

Mein Appell an alle Oberschenkelbesitzer:
Habt eure Oberschenkel lieb. Die rackern sich für euch ab. Hüllt sie in reichlich Tuch. Cremt sie ein. Und vor allem, hadert nicht mit Ausmaß und Struktur eurer Oberschenkel. Beides ist nur freundlicher Geselligkeit geschuldet.

Obenrum.

Beim Einkauf von Laufausrüstung gibt es eine goldene Regel: Wenn man nach langer Suche ein Produkt gefunden hat, das man wirklich liebt und das endlich perfekt zu einem passt, dann wird es sofort aus dem Programm genommen. Die Hersteller spüren sowas. Und dann denken sie: Aha! Der liebt das Produkt! Das bedeutet, er wird es sehr lange benutzen. Und wenn er sich ein Neues kauft, wird er es auch wieder sehr lange benutzen. Besser, wir stellen dieses Produkt nicht mehr her. Dann wird er auf der Suche nach einem Nachfolger ganz viele Fehlkäufe in kurzer Zeit haben! Und alle bei uns. Hohoho.

Besonders dramatisch wirkt sich diese alte Hersteller-Regel bei Sport-BHs aus. Bis man hier den richtigen gefunden hat, verbringt man Jahre mit Obenrum-Textilien die wahlweise kratzen, wobbeln, schlabbern, beulen, oder versuchen, die Brust zwischen die Rippen nach innen zu drücken. Es gibt die mit den verstellbaren Verschlüssen, bei denen die Verschlüsse bei langen Läufen blutige Spuren hinterlassen. Und es gibt die aus einem Stück, bei denen man nichts zu- aber auch nichts aufmachen kann. Das führt dann leider dazu, dass man sie im nassen Zustand praktisch nur mit der Schere ausziehen kann. Es gibt vermutlich eine hohe Dunkelziffer an Läuferinnen, die sich mit einem zusammengedrillten Sport-BH versehentlich stranguliert haben. Da spricht man ja nicht gern drüber – zumal wenn man es nicht mehr kann. Da meine Lieblingsfirma leider keine passenden Sport-Oberteile herstellt, bin ich vor ein paar Jahren auf die Unterwäschemarke Unno ausgewichen. Endlich hatte ich die perfekten BHs gefunden. Weil ich die Hersteller-Regel der verschwindenen guten Produkte kenne, habe ich mir gleich drei Stück gekauft. Es gelang gerade noch, bevor die Form aus dem Sortiment verschwand und durch allerlei Unförmiges ersetzt wurde. Doch leider sind auch die besten Funktionsfaserteile mit den Jahren zerschlissen. Es muss also langsam Ersatz her. Schließlich kann so eine Ersatz-Suche Monate dauern. Heute nehme ich mir den neuen Falke-Shop vor. Eigentlich ist mir die Marke nicht ganz geheuer. Man kann bei Falke Socken abonnieren. Wenn man will, steckt eine bestimmte Sorte Socken alle zwei Monate im Briefkasten. Ich habe mich noch nicht entschieden, ob ich das großartig oder total behämmert finden soll. Außerdem ist Falke schuld, dass ich meine Laufsocken morgens immer zweimal anziehen muss. Beim ersten Mal sitzt das rote „L" todsicher rechts. Jedes Mal frage ich mich, was eigentlich passiert, wenn man die Socke für links auf den rechten Fuß anzieht. Macht das schlechtes Karma? Verformt sich der Fuß? Wie konnten die Menschen früher leben und laufen, als es noch keine Rechts-Links Socken gab? Aber ich weiß, irgendwann wird er kommen, der Tag. An dem ich morgens Elmex benutze statt Aronal, meinen Job kündige, keine Kommas mehr setze und das rote „R" über den linken Fuß ziehe. Das ist Freiheit. Aber zurück zu Obenrum.

Der Falke-Shop wird heute eröffnet und deshalb ist das Verkaufs-Personal reichlich und eifrig. Während ich in den BHs blättere, die allesamt etwa soviel kosten wie zwei Kaffeemaschinen, bestürmt mich ein Verkäufer. „Das ist die neue Kollektion!" sagt er. Na, das ist doch schon einmal eine wichtige Information. Wird mir so ein Teil gefallen, habe ich also gefühlte drei Wochen Zeit, mir ein zweites zu kaufen, bevor es aus dem Programm genommen wird. „Sie können hier wählen zwischen dem Part-Support und dem Full-Support. Beide haben die perfekte Climate Control durch die unterschiedliche Webstruktur. Schauen Sie mal!" Er reißt mir einen Bügel aus der Hand, auf dem ein BH aufgespannt ist wie die Saiten eines Tennis-Schlägers und hält ihn gegen das Licht. „Sehen Sie? So funktioniert der Moisture-Transport optimal. Hier sind die unterschiedlichen Klimazonen für schnelle Rücktrocknung."

Das letzte Mal, dass ich etwas über Klimazonen gehört habe, saß ich in einer Erdkundestunde und das ist schon ein paar Jährchen her. Ich glaube aber, von „Rücktrocknung" war damals noch nicht die Rede. Etwas überfordert schiebe ich gedankenverloren ein paar weitere BHs hin und her. „Das hier ist das Full-Support-Modell" sagt die sprechende Packungsrückseite. „Wo ist denn der Unterschied?", frage ich. „Die sind mit Bügeln verstärkt. Aber ich persönlich bevorzuge die anderen". Jetzt bin ich interessiert. Ich mustere den Verkäufer von der Seite. Er sieht gar nicht aus wie

jemand, der am Wochenende in fremde Städte fährt, um dort unerkannt in Frauenkleidung herumzulaufen. Oder ist es nur die Wäsche? Der Verkäufer interpretiert mein erwachendes Interesse als Begeisterung für die Produkteigenschaften und legt noch einen drauf. „Die Ergonomic Serie ist das Beste, was es an Sportwäsche gibt. Ziehen Sie doch mal einen an, dann werden Sie das merken. Und nehmen Sie noch ein Panty mit, zusammen sieht das immer viel besser aus." Willenlos trage ich „Part-Support" und ein „Panty" zur Kabine.
Während ich noch mit meinem Schal und der Jacke kämpfe, ist der Kunde in der Nebenkabine schon weiter. „Das kneift aber", ruft er wenig verkaufsfördernd in die Kundenschar jenseits des Vorhangs. „Dann nehmen sie doch einfach den klassischen Brief!", schallt eine Verkäuferin zurück. „Was soll ich nehmen?", antwortet es und der gepressten Stimme nach bindet sich der Kunde vermutlich bereits wieder die Schuhe zu. „Na, eine normale Unterhose halt", übersetzt die Verkäuferin. „Das ist wohl besser", sagt der Kunde und schließt den Reißverschluss seiner Jacke. Das kleine Hörspiel hat mich völlig abgelenkt und ich wende mich jetzt wieder Part-Support zu.
Erschöpfung und Kaufunwilligkeit setzt ein, wie immer, wenn ich mich bei Neonlicht beinahe komplett entkleiden soll, während plaudernde Menschen etwa 30 cm entfernt an der Kabine vorbeibummeln. Aber trotzdem, irgendwie ist das Teil ja ganz nett. Die Körbchen sind auch noch nicht einmal mit „L" und „R" gekennzeichnet. Und vielleicht gibt es ja einen

Eröffnungsrabatt. Den Panty ziehe ich dann allerdings gar nicht erst an. Vermutlich bin ich auch eher der Typ für „den klassischen Brief". Ich schleiche an dem Verkäufer vorbei zur Kasse und zahle ohne großen Jagdtriumph.

In den folgenden Wochen erweist sich die Neuerwerbung als angenehm, aber nicht sensationell. Trotz Climate Control wird das gute Stück patschnass und bietet dadurch weniger Halt. Aber immerhin ist es leicht und scheuert nicht. Ich sollte einfach an die Firma Unno schreiben, dass ich ihre Kollektion von vor ein paar Jahren ganz entsetzlich fand. Vielleicht nehmen sie sie dann ja wieder ins Programm.

Das Bauchbeinepo.

Entgegen anderslautender Passagen in Biologiebüchern haben Frauen einen entscheidenden Körperteil, den Männer nicht haben: das Bauchbeinepo, abgekürzt BBP. Das Bauchbeinepo erstreckt sich von der Taille bis zur Wade. Frauen müssen es unablässig straffen, tonisieren, cremen, massieren und trainieren, sonst sieht das Bauchbeinepo aus wie ein überdimensioniertes Marshmallow mit Hagelschaden. Zumindest erzählen uns das die Kosmetik- und die Fitnessindustrie. Männer haben dieses Körperteil nicht, sonst würde es ja auch Fitness-DVDs und Kurse für das Bauchbeinepo von Männern geben. Ich bin jetzt im besten Alter, um Dinge auszuprobieren, die mir ewige Schönheit versprechen. Außerdem bin ich mir sicher: auch mein Bauchbeinepo ist in akuter Marshmallowgefahr.

So habe ich mir eine Fitness-DVD für den kleinen Bewegungshunger zwischendurch besorgt. Eine Premiere. Schon die Auswahl war irritierend. Was kauft man da? Pontius Pilates mit Barbara Becker? Yoga mit Ursula Karven? Den klassischen Body Workout mit Cindy Crawford?

Ich entschied mich für ein Bauchbeinepo-Workout mit Core-Training. Das Bauchbeinepo sitzt ja außen, da könnte es ganz angenehm sein, auch meinen Kern zu trainieren. Wer oder was der Core ist, habe ich durch diese DVD leider nie erfahren. Ich stelle mir vor, es ist sowas wie der Karamellkern im „Brauner Bär"-Eis von Langnese – bestimmt habe ich so etwas auch und es wird höchste Zeit, es zu trainieren. Bei meiner DVD ist Johanna Fellner mit von der Partie. Johanna Fellner ist so eine Art moderne Sydney Rome. Die frühere Kunstturnerin und heutige Reebok Global Trainerin hat gefühlte 86 Fitness-DVDs veröffentlicht und turnt im wahrsten Sinne des Wortes auch gern mal im Fernsehen rum. Die muss ja wissen, wie sowas geht. Heute also rackert Johanna Fellner mit zwei anderen Mädels auf meiner DVD.

Sie hat mir viele neue Erkenntnisse geschenkt. Zum Beispiel, was für ein großartiger Sport das Laufen ist. Ich kann es schnell tun, oder auch langsam, ganz nach Lust und Laune. Wenn ich mit anderen laufe, kann ich dabei reden. Wenn nicht, kann ich meine Woche planen. Ich kann Meetings vorbereiten, einen Streit beilegen, Liebesbriefe schreiben, Geschichten erfinden, Liedertexte rekonstruieren. Alles in meinem Kopf. Ich lerne, in welchem Stadtteil am häufigsten mit Zwiebeln gekocht wird und wann die Bärlauch-Saison beginnt. Ich inspiziere Sturmschäden und sehe, wie Baustellen voran kommen. Ich rieche Herbstlaub, frisch Gemähtes, Erdbeerfelder und den Grill in den Schrebergärten. Ich kann große Schiffe auf dem Uferweg überholen und mich von den kleinen überholen lassen. Ich sehe, was türkische Familien picknicken, höre Digeridoo-Spieler und treffe Filmleute bei ihren Dreharbeiten. Ich durchkreuze ein Kinderfest, den Flohmarkt und die Jubiläumsfeier vom Frauengesundheitszentrum. Ich treffe Hunde, Schafe, Hühner und Schottische Hochlandrinder.

Jetzt knie ich vor meinem Fernsehgerät und erinnere mich an Menschen, die mir gesagt haben, sie finden Laufen langweilig und machen lieber Fitnesstraining nach Anleitung. Statt Feld, Wald und Wiese zu begutachten, starre ich abwechselnd auf das Rillenmuster meiner Isomatte und den Bildschirm, auf dem drei Frauen Bewegungen ausführen, die ich so niemals ausführen werde können. Es ist anstrengend und gleichzeitig stumpf, und das Schlimmste ist: Es ist unmöglich, die Gedanken fließen zu lassen. Alles, was ich denken kann, ist, dass unter dem Fernsehschrank mal wieder feucht gewischt werden müsste. Unablässig redet eine Off-Sprecherin auf mich ein. Nicht, dass sie mir irgendetwas Nützliches oder Motivierendes erzählen würde. Zum Beispiel, dass in drei Wochen nichts mehr an mir herumwobbelt, so wie bei den drei Grazien vor mir, die beinahe unnatürlich knusprig sind. Nein, das sagt sie nicht. Dafür aber das: „Hoch, tief, hoch und tief, hoch, tief." Unablässig, bei jeder Übung. Und weil sie ahnt, dass ich bei all dem „Hoch und Tief" schon keinen klaren Gedanken mehr fassen kann, hilft sie mir beim zählen. „Und acht. Und sieben. Und sechs. Fünf. Und vier …." So geht das eine ganze Stunde lang.

Die Musik ist ein einziger Loop, fängt immer wieder von vorne an. Ich würde vor Langeweile zusammensacken, wenn es nicht so unfassbar anstrengend wäre. Nach einer Stunde werfe ich mich schweißgebadet und mit brennenden Muskeln auf die Iso-Matte. Mein Core und ich sind am Ende. Männer, seid froh, dass ihr kein Bauchbeinepo habt.

Monolog mit Biber.

Laufen ist für mich wie Zähneputzen. Ich muss da gar nicht mehr drüber nachdenken. Wie heute Morgen zum Beispiel. Es klingelt der Wecker, 6:30 Uhr. Ich laufe gern morgens, wenn wenig los ist auf den Bürgersteigen und den Parkwegen. Ich strecke meine Zehen, verscheuche einen Möchtegernkrampf in der Wade und lausche nach draußen. Ein Auto fährt vorbei. Es klingt, als wäre es durch ein mittelgroßes Planschbecken gefahren. Soso, es regnet also. Meine Lieblingslaufjacke, die warme, regendichte, ist in der Wäsche. Na ja, egal. Mein Bett fühlt sich unglaublich wohlig an. Es ist ganz frisch bezogen. Biberbettwäsche. Wieso heißt das überhaupt „Biber"? Hat das was mit den kleinen plüschigen Holzfällern zu tun? Morgens stellt man sich doch immer die wichtigsten Fragen.

Warme, duftige Biberbettwäsche ist eine Welt. Kalter, nasser Asphalt eine andere. Dazwischen liegt eine lange, beschwerliche Reise. Es sei denn, man ist eher so ein kurzentschlossener Typ. Wie ich. Das ist ja nicht jeder, gerade im Winter.

Erst gestern haben wir noch darüber gesprochen. Gestern war nämlich Läuferstammtisch. Sabine sagte, es sei gar nicht gut, im Winter so viel zu laufen. Vor zwei Jahren sei sie mal jeden Tag gelaufen und davon hätte sie morgens immer Herzklopfen bekommen. Ich höre auf meinen Herzschlag. Tatsächlich, da pocht was. Ich sollte das gelegentlich mal messen.

Ansonsten gab's eigentlich nicht viel Neues beim

Stammtisch. Bernd ist in München gelaufen und hat bei km 32 ein Transparent seiner Kinder entdeckt. „Papi, du bist der Größte", stand drauf. Er wusste, dass sie heimlich eins gemalt hatten. Trotzdem war er ganz gerührt. Als er die Kleinen umarmen wollte, hat er gemerkt, dass es gar nicht seine Kinder waren. Die standen einen Kilometer weiter mit dem Schild „Quäl Dich, Du Sau!" Doris plagt sich immer noch mit ihrem Fersensporn und Günther immer noch mit seiner Frau. Die findet es unmöglich, dass er soviel läuft. Sie sagt, wenn er unbedingt Bewegung bräuchte, sollte er lieber öfter mal das Leergut zum Container bringen. Daraufhin hat er gesagt, wenn sie unbedingt sprechen müsste, könnte sie ihm lieber öfter mal den Sportteil der Tageszeitung vorlesen. Seitdem ist Funkstille.

Ich habe keine Kinder und keine Frauen und deshalb räkle ich mich jetzt ein bisschen. Ich kann tun und lassen, was ich will. Ich kann aufstehen, ich kann aber auch liegenbleiben. Letzteres natürlich nur theoretisch. Mal angenommen, also nur mal angenommen, ich würde jetzt liegenbleiben. Oder vielleicht warten, bis es hell wird. Dann kann ich aber nur noch die kleine Runde drehen, sonst komme ich zu spät ins Büro. Aber es wäre nicht mehr so unangenehm dunkel. Seit ich „Das Wunder von Lengede" gesehen habe, will ich mir unbedingt eine Stirnlampe kaufen. Aber ich vergesse es immer wieder.

Sonst wäre das ja kein Problem mit der Dunkelheit. Ich wäre zwar das schwerfälligste Glühwürmchen im ganzen Park, aber das wäre mir egal.

Vielleicht lege ich mich nochmal ganz kurz auf die Seite. Nur ganz kurz, wegen der Wirbelsäule, damit die nochmal in eine andere Streckung kommt. Plötzlich steht ein Biber vor mir. Er ist ganz nackt geschoren, wie ein Schaf. „Du hast mir mein Fell weggenommen“, sagt der Biber. „Nur für Deine blöde Bettwäsche.“
„Entschuldige, Biber“, höre ich mich sagen. „Ich bin kein Biber“, sagt der Biber. „Ich bin ein Schweinehund.“
Ich schrecke hoch. Da muss ich doch tatsächlich noch einmal eingenickt sein. Jetzt reicht‘s aber. Ob ich laufe, oder nicht, bestimme immer noch ich und nicht irgendeine mir innewohnende Fauna. Ich ziehe mir selbst die Bettdecke weg und stehe auf.
Es ist gar nicht so schlimm. Ich wühle meine Jacke aus der Dreckwäsche hervor. Sie riecht ein bisschen, als hätte ich sie über Nacht in Essig eingelegt, aber darauf kann ich jetzt keine Rücksicht nehmen. Ich schnüre die Schuhe und gehe hinaus.
Es ist klirrend kalt, mein Atem macht weiße Wölkchen. Scheinbar hat es längst aufgehört zu regnen. Hinter dem Haus steht die Sonne wie ein riesengroßer dicker roter Ball. Laufen ist doch etwas Wunderbares. Man darf nur nicht drüber nachdenken.

Laufen – ein Gedicht.

Schluss mit der Esoterik.

Den langen Lauf ins eigene Ich,
den find ich wirklich fürchterlich.
Den Marathon vom Ich zum Du,
den überlass ich schön dem Gnu.
Den Ultralauf vom Wir zum Euch,
den brauch ich nicht, das sag ich gleich.
Doch freut sich schon ein jeder Zeh
auf einen Lauf von A nach B.

Limericks.

Es war einst ein Läufer aus Seesen,
der ist nie der Schnellste gewesen.
Denn sein Sport-Elexier
war nun leider das Bier.
Drum trainierte er meistens am Tresen.

***

Es war einst ein Läufer aus Degerloch,
der beim Laufen meist wie ein Eber roch.
Er schwang die Beine, die flinken,
und rief: „I kann gar net stinken!
Denn i dusch mi einmal in jeder Woch'!"

***

Ein Marathonläufer aus Füssen
wollt nicht gleich sein Pulver verschießen.
Gaanz langsam sollt es sein
schließlich schlief er fast ein.
Seine Zeit war entsprechend nicht so gut.

Ein Marathonläufer aus Minden
wollte Dopingrezepte erfinden.
Er experimentierte mit Bohnen
ohne die Verdauung zu schonen.
Jetzt distanziert er die Gegner mit Winden.

***

Ein Wissenschaftler aus Mainz
studierte die Wesensart des Beins.
Das Ergebnis ist enorm
und bestimmt die Läuferform:
Es gibt rechts eins und links eins.

***

Zwei Triathleten aus Grimmen,
die verfluchten oftmals das Schwimmen.
Sie ließen sich (um's zu kurieren)
einen Schiffsmotor implantieren.
Nun kann sie nichts mehr verstimmen.

Danke.

Lob, Ehr und Preis sei all denen, die sich direkt oder indirekt als Geburtshelfer für dieses Bändchen betätigt haben. Allen voran Nina Seitz für die Covergestaltung, den Satz und die nimmermüde Unterstützung, Heike Braun-Wilmer für das Korrektorat und Thomas Wilmer für den dauerhaften Verleih wechselnder Ohren. Ein Leben voller Schokoladenpudding wünsche ich in diesem Zusammenhang außerdem: Tim Abing, Peter Bergholz, Kay Henkel, Claas Janssen, Jochen Malmsheimer, Manuela Sanne, Heimar Schröter, Antje Simon und Konrad Wenzel.

Der XXL-Dank gebührt darüber hinaus allen Veranstaltern von Volksläufen nebst ihrem ehrenamtlichen Gefolge, welches für das Gelingen eines Laufs viele Stunden auf den Opferaltar wirft, insbesondere danke ich den Inhabern phantastischer Kuchenrezepte, die ihr Tag- und Backwerk in den Dienst der Läufersache stellen. Überdies gilt eine tiefe Verbeugung allen treuen und neuen Leserinnen und Lesern von laufen-mit-frauschmitt.de.